FACULTÉ DE MÉDECINE DE PARIS

Année 1911

THÈSE

N° 388

POUR

LE DOCTORAT EN MÉDECINE

PAR

Jean VINCHON

Né à Ennemain (Somme), le 21 juin 1884
Ancien externe des hôpitaux de Paris
Interne des asiles de la Seine

DÉLIRES DES ENFANTS

CONTRIBUTION A L'ÉTUDE CLINIQUE ET PRONOSTIQUE

Président : GILBERT BALLET, *professeur*

PARIS

LIBRAIRIE MÉDICALE ET SCIENTIFIQUE

JULES ROUSSET

1, rue Casimir-Delavigne, et rue Monsieur-le-Prince, 12

1911

THÈSE

POUR

LE DOCTORAT EN MÉDECINE

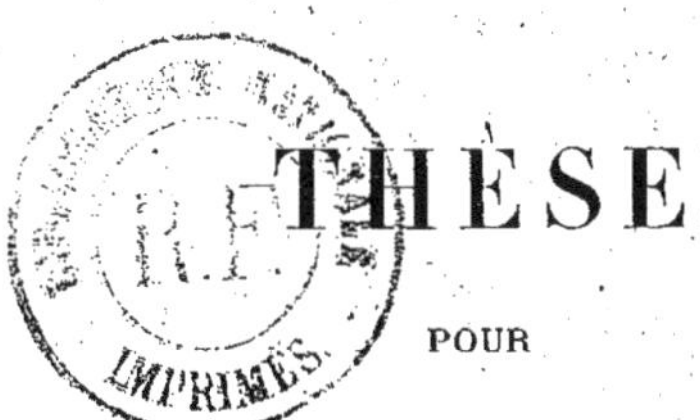

FACULTÉ DE MÉDECINE DE PARIS

Année 1911

THÈSE

N°

POUR

LE DOCTORAT EN MÉDECINE

PAR

Jean VINCHON

Né à Ennemain (Somme), le 21 juin 1884
Ancien externe des hôpitaux de Paris
Interne des asiles de la Seine

DÉLIRES DES ENFANTS

CONTRIBUTION A L'ÉTUDE CLINIQUE ET PRONOSTIQUE

Président : GILBERT BALLET, *professeur*

PARIS
LIBRAIRIE MÉDICALE ET SCIENTIFIQUE
JULES ROUSSET
1, rue Casimir-Delavigne, et rue Monsieur-le-Prince, 12

1911

FACULTÉ DE MÉDECINE DE PARIS

LE DOYEN, M. LANDOUZY

PROFESSEURS — MM.

Anatomie	NICOLAS
Physiologie	Ch. RICHET
Physique médicale	GARIEL
Chimie organique et chimie générale	GAUTIER
Parasitologie et Histoire naturelle médicale	BLANCHARD
Pathologie et Thérapeutique générales	ACHARD
Pathologie médicale	{ WIDAL / DEJERINE
Pathologie chirurgicale	LANNELONGUE
Anatomie pathologique	Pierre MARIE
Histologie	PRENANT
Opérations et appareils	HARTMANN
Pharmacologie et matière médicale	POUCHET
Thérapeutique	MARFAN
Hygiène	CHANTEMESSE
Médecine légale	THOINOT
Histoire de la médecine et de la chirurgie	CHAUFFARD
Pathologie expérimentale et comparée	ROGER
Clinique médicale	{ HAYEM / GILBERT / DEBOVE / LANDOUZY
Maladies des enfants	HUTINEL
Clinique des maladies mentales et des maladies de l'encéphale	Gilbert BALLET
Clinique des maladies cutanées et syphilitiques	GAUCHER
Clinique des maladies du système nerveux	
Clinique chirurgicale	{ DELBET / QUENU / RECLUS / SEGOND
Clinique ophtalmologique	DE LAPERSONNE
Clinique des maladies des voies urinaires	ALBARRAN
Clinique d'accouchements	{ BAR / PINARD / RIBEMONT-DESSAIGNES
Clinique gynécologique	POZZI
Clinique chirurgicale infantile	KIRMISSON
Clinique thérapeutique	Albert ROBIN

AGRÉGÉS EN EXERCICE

MM.

BALTHAZARD	DESGREZ	LENORMANT	PROUST
BERNARD	DUVAL (P.)	LEQUEUX	RATHERY
BRANCA	GOUGEROT	LERI	RETTERER
BRINDEAU	GRÉGOIRE	LOEPER	RICHAUD
BROCA (A.)	GUENIOT	MACAIGNE	ROUSSY
BRUMPT	GUILLAIN	MAILLARD	ROUVIERRE
CAMUS	JEANNIN	MORESTIN	SCHWARTZ
CARNOT	JOUSSET (A.)	MULON	SICARD
CASTAIGNE	LABBE (M.)	NICLOUX	TERRIEN
CHEVASSU	LANGLOIS	NOBECOURT	TIFFENEAU
CLAUDE	LAIGNEL-LAVASTINE	OKINCZYC	ZIMMERN
COUVELAIRE	LECENE	OMBREDANNE	

A MES PARENTS

DÉLIRES DES ENFANTS

CONTRIBUTION A L'ÉTUDE CLINIQUE ET PRONOSTIQUE

AVANT-PROPOS

Nous avons été frappé de l'pénu rie de renseignements touchant les délires des enfants, et profi-
tant de notre année d'internat dans un milieu spécial,
la colonie de Vaucluse, nous avons pensé qu'il
serait intéressant d'apporter des faits cliniques et
d'essayer d'en tirer une conclusion pronostique. Ces
délires sont assez rares, ce qui explique le nombre relativement restreint des observations que nous avons
trouvées dans les archives de notre service : 96 sur
un total de plus de 1.500 enfants qui sont passés
à Vaucluse depuis une vingtaine d'années.

En possession de ces observations, nous avons
cherché à connaître l'histoire ultérieure de nos
malades et leur état actuel avec le plus de détails
possible. Nous avons pu ainsi suivre 51 d'entre eux
jusqu'à leur mort ou jusqu'à ces derniers temps : les
uns sont en liberté, les autres beaucoup plus nombreux, dans les asiles.

Quant à ceux que nous avons perdus de vue, il a
été impossible de les retrouver pour toute une série

de raisons, dont la principale est l'habitude contrac-
tée par une partie de la population ouvrière pari-
sienne de changer incessamment de domicile : quelques-uns aussi ont refusé de répondre à nos demandes
et nous avons dû nous incliner devant leur refus.

Dans une enquête de ce genre, les causes d'erreurs
sont légion, et il faut savoir ne pas se décourager trop
vite ; en multipliant les sources d'informations, nous
en avons évité quelques-unes, beaucoup restent
dans notre travail.

Nous demanderons donc de ne pas considérer les
statistiques de nos conclusions avec la rigueur mathé-
matique, mais de penser que toutes relatives qu'elles
sont, elles donnent encore des renseignements utiles,
puisqu'elles indiquent approximativement ce que
sont devenus ces enfants, qui ont déliré avant ou
pendant la période de la puberté, période qui pour
certains est beaucoup plus étendue qu'on ne le croit
d'ordinaire et va de la douzième à la vingt-cinquième
année environ.

Nous n'avons pas voulu pourtant nous autoriser
de ce long espace de temps pour appeler les troubles
dont nous nous occupons ici *délires de la puberté*.
Cette dénomination n'aurait pas été admise par tous
pour quelques-uns de nos malades qui ont déliré
trop tôt ou trop tard, en outre elle semblerait impli-
quer une pathogénie encore discutée aujourd'hui et
nous nous sommes systématiquement abstenu de
toute discussion.

Avant de commencer l'exposé de nos faits, nous

allons indiquer comment nous avons mené l'enquête qui nous a permis de compléter l'histoire de nos enfants. *Le Livre de la loi* nous a donné avec les certificats de sortie le lieu où ils s'étaient rendus, avec le certificat de transférement l'asile où on les avait passés. Nous avons écrit à ces différentes adresses et les réponses nous ont fourni une première catégorie de renseignements. Nous les avons complétés en demandant des rendez-vous aux familles et en faisant notre possible pour voir les malades et les examiner nous-même ; de ce côté-là nous avons eu un grand nombre de résultats encourageants, lorsque nous avons réussi à persuader aux familles qu'elles n'avaient aucun lieu de s'inquiéter de nos démarches. Pourtant le nombre de celles qui n'ont pas répondu quoique ayant été touchées par nos lettres est relativement grand, et nous pensons qu'il faut y insister ici pour montrer que sans doute, si toutes les réponses avaient été favorables, les rapports de nos statistiques auraient été un peu modifiés.

Nous n'avons trouvé qu'un accueil des plus bienveillants auprès des médecins d'asile ou de quartiers d'hospice avec qui nous avons été en correspondance, et nous tenons à les en remercier : ils ont bien voulu nous communiquer leurs notes sur l'évolution des affections et l'état actuel quand les malades étaient restés dans leur service, ou nous indiquer l'asile où ils avaient été transférés ou bien ce qu'ils étaient devenus depuis leur sortie. Nous prions donc MM. les médecins des asiles de Naugeat, Albi, Cadillac,

Saint-Dizier, Chezal-Benoît, Caen, Toulouse, la Cha-
rité-sur-Loire et Breuly-la-Couronne, de recevoir ici
l'expression de notre profonde gratitude pour l'aide
qu'ils ont bien voulu nous apporter dans notre
travail.

Nous remercierons tout particulièrement MM. les
docteurs Blin et Vigouroux, nos maîtres, à qui
appartiennent nos observations, qui nous en ont
laissé profiter et nous ont apporté constamment
l'appui de leurs conseils. Les recherches spéciales de
M. Blin nous ont permis de donner un sens précis
au mot débile que nous employons fréquemment. En
effet, à Vaucluse, les enfants sont examinés à la fois
par les médecins et les instituteurs : les résultats de
ce double examen, pratiqué grâce à un système de
tests, donnent un bilan approximatif de leurs facultés
intellectuelles, et l'on peut ainsi en quelques minutes
baser sur des faits le diagnostic de débilité mentale
que vient confirmer l'observation journalière ; prati-
quement on y considère comme débile tout arriéré
éducable.

Enfin il a fallu classer nos documents : nous
l'avons fait suivant l'évolution. Nous avons étudié en
première ligne les délires guéris qui constituaient le
groupe le plus intéressant, puis les psychoses périodiques, tout en faisant remarquer que nous élargis-
sions le sens du mot délire en y faisant rentrer les
états maniaques et mélancoliques. Dans le troisième
chapitre nous avons appelé psychoses chroniques des
délires à base d'interprétation ayant évolué vers

la chronicité sans affaiblissement intellectuel. Les déments précoces, enfin, forment un dernier groupe dont nous connaissons personnellement la plupart des malades internés à Vaucluse ; nous avons fait rentrer les autres dans cette catégorie sur la connaissance du diagnostic ferme des médecins qui les soignent.

Dans le dernier chapitre, nous avons essayé de tirer une conclusion qui nous permettrait de répondre à la question énigmatique : voici un enfant qui délire, que deviendra-t-il ? Nous verrons combien cette réponse est souvent hésitante et d'ailleurs l'histoire de la psychiâtrie moderne nous apprend que dans certains milieux les diagnostics et partant les pronostics variaient, suivant que l'on était entraîné dans un sens ou dans l'autre par les études du moment. On nous pardonnera donc de ne pas oser répondre trop affirmativement.

HISTORIQUE

L'étude des délires des enfants a été rarement isolée de celle des délires en général, aussi est-il difficile de faire une revue historique de notre sujet sans sortir de ses limites. Nous essaierons pourtant de nous égarer le moins possible et de ne pas les perdre de vue.

Dans l'antiquité, Arétée de Cappadoce, médecin éclectique qui enseignait des doctrines empruntées aux méthodiques et aux pneumatiques, sous le règne de Néron, montre l'homme exposé aux troubles mentaux surtout « à l'âge où il a le plus de sang et de chaleur, au moment de la puberté, dans la jeunesse... » Des causes morales ou physiques les produisent variables, suivant la constitution de chacun, « manie chez les gens qui sont le plus naturellement irritables, violents, adonnés à la joie, d'un esprit facile à la plaisanterie », mélancolie chez d'autres dont il connaît bien les préoccupations hypocondriaques, la misanthropie et le dégoût de la vie. Ces accès évoluent différemment : « Il n'est pas rare de voir la sensibilité des malades et leur intelligence tomber dans un tel état de dépravation que, plongés dans une ignorance absolue, ils s'oublient eux-mêmes et passent le reste de leur existence comme des bêtes brutes, leur corps perdant sa dignité humaine »; ou bien « la mélancolie peut être le commencement ou une simple modification de la manie ». Cette idée soutenue aussi par Themison de Laodicée, commence déjà à s'accréditer chez ces prédécesseurs de Falret et de Baillarger.

Le traducteur Cœlius Aurelianus nous a transmis les œuvres d'un méthodique Soranus d'Ephèse, qui vivait sous Trajan, et pensait comme Arétée au sujet de la manie, de la mélancolie et de leurs causes. Avec Pythagore et Hippocrate, Aristée et Soranus avaient déjà bien connu le rôle de l'hérédité et les tendances qu'elle dépose en nous.

Nous passerons rapidement sur les études des délires de Galien et de Celse qui ne nous intéressent pas directement. En somme, ce qui est surtout important à retenir, c'est que déjà aux temps antiques l'idée d'une maladie où se succédaient la manie et la mélancolie commence à se faire jour. Cette idée fut reprise par Pinel, Esquirol et Guislain, mais pour la voir se préciser il faut arriver aux Séances de l'Académie de médecine du 31 janvier et du 7 février 1854, où Falret et Baillarger présentaient leurs conceptions de la folie à double forme et de la folie circulaire ; la manie et la mélancolie franches étaient encore isolées et le pronostic de leurs accès considéré comme moins grave.

Morel refusait d'admettre ces nouvelles affections et les faisait rentrer dans les aliénations héréditaires, la périodicité devenait fonction de la dégénérescence.

Les auteurs de cette époque considéraient comme très rares les délires des enfants. Avec Le Paulmier, Morel décrivait une sorte d'excitation maniaque qui leur était propre et avait pour caractère une tendance aux actes malfaisants, aboutissant presque fatalement à un état d'idiotisme irrémédiable. Marcé joint à cette affection la manie et la mélancolie franches encore plus rares, qui guérissent bien lorsque l'accès a été court ; mais peuvent récidiver sous l'influence des mêmes causes, mais dont le pronostic est alors beaucoup plus grave, puisqu'il devient celui d'une affection périodique. Ces affections sont étudiées à l'étranger par Griesinger et Bergmann ; en France dans les articles de Linas, de Calmeil, de Ball et Ritti, de de Foville, sans particularités intéressant plus spécialement les enfants.

Luys insiste un peu plus : chez les enfants, les états maniaques sont relativement moins rares que les lypémaniaques et ils ont une durée éphémère ; dans les seconds on observe des crises d'angoisse suivies de dépression. Mais ce qui, chez cet auteur, nous est surtout utile, ce sont ses considérations sur le pronostic général de la folie. Avant lui bien des statistiques, celles d'Esquirol, de Griesinger, etc., tendaient à faire porter un pronostic relativement favorable en présence d'un délirant. Luys pense au contraire que les guérisons complètes sont très rares : « Les malades suivis en ville portent toujours des traces du mal dont ils ont été frappés dans leur jeunesse » ; il fait exception pour la manie et la lypémanie franches, sauf chez les dégénérés qui récidivent si facilement et s'acheminent plus vite que d'autres vers la démence.

Ritti, dans son *Traité de la folie à double forme* note combien elle est grave chez les jeunes gens, certaines formes pourtant, éloignées du type circulaire, permettent de longs intervalles de lucidité.

Moreau de Tours considère le pronostic des états maniaques comme favorable chez l'enfant, toutes réserves faites au sujet des rechutes à craindre, surtout lorsque l'accès est très court et se termine brusquement ; en outre l'impressionnabilité après l'accès est considérablement augmentée. En dehors de ces états, les enfants présentent des délires hypocondriaques, de persécution ou mélancoliques avec tendances au suicide, de la stupeur : les accès de folie à double forme ne comportent par un pronostic différent de celui de l'adulte ; quant aux autres troubles, leur pronostic dépend de l'hérédité et des antécédents personnels, des modifications du caractère, des instincts, etc. Certaines formes de démence surviennent chez des enfants très jeunes.

En Allemagne Kraft-Ebing considère comme graves les délires des enfants, surtout s'ils sont de cause organique ou surviennent chez des héréditaires.

Dans ses *Cliniques*, notre maître M. Magnan nous donne le pronostic des accès délirants des jeunes dégénérés. La guérison sera moins sûre dans les formes à début lent ou successif; de même dans celles que caractérise une idée fixe datant de l'enfance. L'intégrité de l'intelligence est l'élément de pronostic essentiel ; quand « les associations d'idées se heurtent dans un chaos incompréhensible dès qu'on constate cette confusion et cette incohérence de langage dont la profusion des néologismes est une des marques, on peut suspecter la guérison ». Mais le fond de dégénérescence reste toujours, même après celle-ci. L'affection peut aussi passer à la chronicité ou récidiver et la résistance aux bouffées délirantes est d'autant moins grande que l'âge du sujet est plus avancé, comme Morel l'avait déjà fait remarquer.

Les dégénérés alcooliques donnent souvent à leur délire toxique une suite vésanique ; ils peuvent présenter de très nombreux accès sans s'acheminer vers la démence.

Avec M. Legrain, il étudie toutes les causes productrices de ces délires des dégénérés. Leurs bouffées délirantes ont un pronostic plus grave quant à leurs suites immédiates que les accès de folie intermittents. La mélancolie et la manie franches guérissent bien.

Les traités classiques se rallient plus ou moins à cette manière de voir, jusqu'au moment où commencent à apparaître les conceptions de Kræpelin, qui divisent les aliénistes en deux écoles entre lesquelles l'accord n'est pas encore fait aujourd'hui.

Kræpelin, dans les éditions successives de son *Traité de Pyschiâtrie*, a décrit la psychose maniaque dépressive avec les accès maniaques, mélancoliques et mixtes. Guislain avait déjà entrevu ces derniers, mais leur découverte doit véritablement être attribuée à Kræpelin. Ces accès peuvent être larvés dans certains cas et on est alors en présence de ces manifestations légères en rapport avec des troubles organiques que Wilmans décrit dans la cyclothymie. Les obsessions, les phobies, « tous les syndromes épisodiques de dégénérescence » rentrent dans le cadre de la psychose maniaque dépressive qui s'élargit encore avec les amentia et les paranoïa de Stransky. En somme, pour les auteurs de cette école, cette affection est le lien qui réunit le plus souvent les manifestations délirantes de nos petits malades.

Pour MM. Deny, Paul Camus et Rogues de Fursac, ces accès ne guériraient jamais complètement et laisseraient après eux des modifications permanentes du caractère. Toutefois les accès délirants seraient plus courts que les autres et le retour du malade au poids normal annoncerait une tendance à l'amélioration. La démence est la suite, non de la maladie, mais des actions souvent combinées de l'âge, des traumatismes et de l'artério-sclérose.

Cette conception fut ardemment combattue parle professeur Régis au Congrès de Genève de 1907 et dans son *Traité de Psychiâtrie* : il s'y fit le champion des conceptions classiques françaises.

Depuis, Pierre Kahn reprend l'étude de la cyclothymie, et il conclut en affirmant l'insuccès de la thérapeutique contre le retour fatal des accès ou de leurs équivalents.

A Genève, le professeur Ballet avait déjà pris la parole pour montrer la rareté de la manie et de la mélancolie franches. Il y revient dans son cours de 1909. Pour lui, les formes qui guérissent doivent plutôt être rattachées à la confusion mentale, ce sont des états d'origine toxique ou infectieuse.

Les statistiques de René Charpentier et de Lerat avaient confirmé cette hypothèse.

Cependant Victor Parant, Rémond et Voivenel, les aliénistes de l'école p ovinciale française, défendent encore les vieilles entités nosologiques et les appuient d'arguments cliniques.

Le professeur Lépine, de Lyon, pense que l'on se trouve dans ces cas de récidive en présence du phénomène de l'anaphylaxie : une cause est indispensable pour les premiers accès, elle ne l'est plus pour les autres, le malade est de plus en plus exposé à des rechutes si on ne lui vient pas en aide par une thérapeutique appropriée. La thérapeutique modifierait également l'évolution si l'hypothèse de M. Laignel-Lavastine qui a trouvé des lésions thyroïdiennes à l'autopsie des périodiques, venait à être confirmée. De nombreux travaux étrangers de Gimeno Riera, Afranio Peixoto, Soukhanoff, Sylvio Ricca, etc., défendent ou attaquent les idées kræpeliniennes.

Le professeur Pilez, de Vienne, constate que la psychose maniaque dépressive est rare dans l'enfance et se rallie pour ce qui est du pronostic à l'école de Munich.

Jusqu'ici, les troubles que nous avons étudiés n'aboutissaient pas à la démence, du moins directement. Nous allons passer maintenant en revue toute une série de troubles qui aboutissent bien plus rapidement, pour certains dès le début, à l'affaiblissement intellectuel.

M. Juquelier a fait dans un article l'historique de la démence précoce, nous y renvoyons pour des renseignements plus complets.

Pinel et Esquirol l'avaient déjà entrevue après les médecins antiques. Morel lui donne son nom actuel et décrit ses accès délirants d'apparence si bénigne qui égarent si souvent le médecin dans l'appréciation de leur évolution.

La suggestibilité, la stéréotypie, la catatonie, les grimaces et les tics, le négativisme, etc., sont déjà dans son étude. Presque en même temps, Delasiauve montre l'alternance d'excitation avec attitudes affectées et grotesques, rires convulsifs, hallucinations fréquentes, insomnie rebelle et dépression tendant à la stupeur extatique. Ces malades maigrissent, sont pâles et se plaignent de maux de tête, ils sont sujets à des impulsions. Leur pouls est fréquemment ralenti.

Falret, Ball reprennent en la modifiant plus ou moins la conception de Morel, de même à l'étranger Kraft-Ebing, Schüle, Sterz, Fink, Kovalinsky, Naichline.

néralisées à tout l'abdomen, envoient bientôt des irradiations aux lombes, aux cuisses, aux membres inférieurs, douleurs persistantes que la pression profonde, en masse, exagère plutôt. Il existe une notable hyperesthésie des parois abdominales. La constipation tenace dure depuis 4 jours déjà; il entre enfin à l'hôpital le 15 octobre.

Le malade est pâle, son pouls assez dur bat à 80. La température est environ de 37° 6. Le liseré de Burton est très net quoique peu marqué. Le ventre est relativement souple. Le foie est très rétracté. Le malade est triste, il dit qu'il a toujours été ainsi. Il vit d'ailleurs seul et ne sort jamais. Les urines sont normales.

19 octobre. — Selles copieuses, soulagement.

23 octobre. — Sort sur sa demande. La crise urinaire a été normale. Le foie est revenu à son volume normal. Une première ponction lombaire faite le 16 octobre montre un liquide clair sous faible tension. Après autrifugation, il y a un petit culot blanchâtre. On voit environ 10 éléments par champ optique, lymphocytes et gros mono-nucléaires. Çà et là quelques placards et alors 25 éléments par champ optique.

Le 22 octobre, une deuxième ponction montre également un liquide limpide avec culot très appréciable. On y trouve de 25 à 40 éléments par champ avec nombreux placards, de 10 à 12 éléments.

En somme on assiste à une réaction aiguë, de par la durée de l'évolution et de par l'examen qualitatif des cellules blanches du liquide.

OBSERVATION III

Mollny et (Malloizel) (*loc. cit.*)

M... Eugène, 53 ans, monteur en bronze, entre le 15 mai 1906 dans le service du Docteur Mosny, à l'hôpital Saint-Antoine.

Il a eu des convulsions entre 7 et 14 ans, du paludisme à 17 ans, à 20 ans des chancres mous.

rattachés aux états maniaques ou mélancoliques et n'évoluent pas non plus vers la démence. M. Magnan les a étudiés dans ses délires des dégénérés. Le professeur Ballet les décrit dans les psychoses dégénératives : ce sont les paranoïa des étrangers. Mais malgré le nom qu'il leur donne, il ne les rattache pas tous à la dégénérescence. Ces délires disparaissent plus vite chez les débiles.

La brusquerie du début, le polymorphisme, la variabilité d'un moment à l'autre sont des éléments de bon augure, surtout chez un malade très jeune. Les récidives sont fréquentes avec des rémissions plus ou moins complètes. Kræpelin rattache les paranoïa à la dégénérescence et ne croit guère à leur guérison. La démence est l'aboutissant tardif, il faut la craindre lorsque les troubles sensoriels apparaissent.

En résumé, on peut ramener l'état actuel de la question du pronostic des délires des enfants à deux conceptions :

1° Pour les uns, un jeune homme qui délire pourra guérir s'il s'agit de manie ou de mélancolie, exceptionnellement pour la plupart des auteurs ; ou bien les accès se grouperont suivant un rythme de psychose périodique ; il pourra présenter les bouffées délirantes classiques des dégénérés, mais souvent le délire évoluera vers la chronicité et alors la démence est rapide comme chez les déments précoces ou lointaine comme dans les autres psychoses chroniques ;

2° Pour l'école de Munich, en dehors de la démence

précoce et de la psychose maniaque dépressive, on
ne trouvera plus que les délires paranoïaques, les
cadres ont été très élargis et on y a groupé la plupart
des anciennes entités nosologiques.

CHAPITRE PREMIER

———

DÉLIRES. GUÉRIS

OBSERVATION I

*Hérédité des deux côtés. Premier accès avec idées confuses
de persécution et hallucinations nocturnes à dix-sept ans,
guéri en trois mois. Depuis, périodes de tristesse non
motivée. Aujourd'hui état normal.*

Georges A..., né le 11 novembre 1884.

Père éthylique, mort tuberculeux ; grand'mère paternelle
aliénée, internée à la Roche-sur-Yon, y meurt au bout de
vingt ans.

Pas de renseignements sur les antécédents personnels.

Il entre à la colonie le 17 décembre 1901, dans un état
d'excitation avec hallucinations nocturnes et idées confuses
de persécution (dix-sept ans). Trois mois après, en mars 1902,
le délire a complètement disparu, le malade entre en convalescence et travaille au jardin. Plusieurs certificats datés de
mai et juin 1902 constatent que le délire a disparu et n'a
jamais reparu depuis ; un certificat de situation conclut à la
sortie possible à cette époque. Il sort en juillet 1902, et se
rend chez sa mère à la campagne.

Son état actuel est assez satisfaisant : il a été employé à

la mairie de son pays jusqu'en décembre 1905, il avait alors vingt et un ans. On le nomme ensuite secrétaire de la mairie, de l'hospice et de la caisse d'épargne, fonctions qu'il exerce jusqu'en juin 1909. Il est aujourd'hui employé de préfecture. Ses chefs sont très contents de lui et il vient d'obtenir avec le n° 1 un diplôme de dactylographe décerné par l'Institut sténo-dactylographique de Paris. En 1906 il a reçu une lettre de félicitations du ministère du Travail pour la bonne exécution d'un travail de recensement.

Néanmoins, depuis sa sortie, ses parents ont remarqué qu'il a par moments des accès de tristesse, qui n'ont pas reparu toutefois depuis une année entière, pendant laquelle il a été tout à fait bien. Il a vingt-six ans et n'a présenté aucun délire depuis neuf ans. Son état mental s'est au contraire beaucoup amélioré depuis.

OBSERVATION II

Hérédité certaine du côté maternel. Débile profond ayant présenté un accès de dépression mélancolique avec stupeur à dix-huit ans, prolongé par une rechute à l'occasion d'une grippe, sans hallucinations. Guérison en sept mois. Depuis n'a plus déliré, mais toujours débile. Vie sociale possible dans des conditions favorables.

Alexandre B..., né le 15 décembre 1885.

Grand-père maternel alcoolique; père et mère normaux, mais syphilis inavouée possible, car ils ont eu d'abord deux enfants qui sont morts âgés de quinze et cinq jours, plus un mort-né, le malade, et enfin quatre enfants bien portants.

B... a toujours été d'une intelligence médiocre : il lit avec

peine son nom et ne peut que garder ses vaches ; son développement physique s'est effectué normalement.

Au début de 1903, depuis quelque temps, il ne voulait
plus bouger et s'accroupissait sans se coucher dans un angle
de l'étable, refusant de s'alimenter, tantôt déprimé et tantôt
agité. On l'amène à Paris pour le faire soigner : à l'hôpital
il est triste, assailli par des préoccupations hypocondriaques absurdes, comme celle « que ses dents ne sont plus
à leur place », il gâte au lit, se déculotte et va uriner par la
fenêtre en plein jour.

Il entre à la colonie de Vaucluse le 16 mai 1903 à dix-huit
ans, dans un état qui ressemble à la stupeur catatonique, il
est très sale, se tient toujours dans un coin, ses réponses
sont rares et inintelligibles, il mange à peine sans mâcher ses
aliments. Son état général est mauvais, il est très amaigri et
présente des troubles trophiques, notamment une eschare
sacrée. Pouls à 60. Les membres supérieurs conservent les
positions qu'on leur donne. Les mains et les pieds sont froids,
violets et couverts de sueur.

La sensibilité est obtuse sur tout le corps. Les réflexes
sont faibles, les pupilles inégales et un peu paresseuses à
la lumière.

En juin 1903, ces symptômes s'amendent. La catatonie est
moins nette, le malade commence à manger seul, l'état
général est plus satisfaisant, la catatonie disparaît en septembre, le malade engraisse, semble aller mieux, mais ne
répond encore que par quelques mots.

Il contracte une grippe à forme pulmonaire le 15 septembre 1903, la catatonie réapparaît avec la fièvre et suit un
cours parallèle en même temps que la stupeur augmente.

Au début d'octobre, cet état a disparu ; il est très amélioré et travaille au jardin d'une façon satisfaisante, on note de fréquents éclats de rire sans raison et un sourire niais constant.

On le réexamine en détail en février 1904. L'état général est bon, la physionomie est joyeuse et euphorique, il répond bien aux questions simples. La mémoire est défectueuse, l'affectivité peu développée. Travail très irrégulier à cause de l'instabilité du malade qui passe sans cesse d'une occupation à une autre. Il n'a à cette époque ni idées délirantes, ni illusions, ni hallucinations. Rires sans motifs, fait continuellement des nœuds à son mouchoir. Réflexes normaux, pupille gauche plus grande que la droite, il est très difficile de faire la part du déficit intellectuel consécutif à l'accès récent, peut-être n'existe-t-il pas ?

Il passe à l'asile en raison de son âge (dix-neuf ans) en novembre 1904. Un mois après, tentative d'évasion, on l'arrête sur le mur du quartier, il répond qu'il voulait simplement montrer aux autres comment on s'y prend pour escalader un mur. Pendant les années 1905 et 1906, il est assez calme, avec quelques rares moments de violence, et travaille bien. Il se plaint de maux de tête fréquents. En 1907, il est un peu plus excité, se jette même sur un camarade, et tente d'organiser une émeute. Il redevient calme et sort en novembre 1909.

Depuis sa sortie il travaille dans une blanchisserie qui appartient à sa famille. Pendant quelques jours, tout marche assez bien, mais cela ne dure jamais longtemps, il faut recommencer à le stimuler sans répit pour obtenir quelque effort. Il répond alors grossièrement et s'emporte. Ses parents sont très patients avec lui et espèrent qu'il s'améliorera (vingt-six ans).

OBSERVATION III

Hérédité maternelle. Débile moral avec perversions instinc-tives. Alcoolisme. A quatorze ans accès d'excitation avec idées vagues de persécution et hallucinations, guéri en six mois. Depuis n'a plus déliré, troubles du caractère.

Pierre B..., né le 13 juin 1894.

Mère hystérique. Grand-père maternel suicidé.

B... entre à la colonie de Vaucluse en février 1908, à quatorze ans.

C'est un débile avec perversions instinctives, qui quittait fréquemment le domicile de sa mère et se livrait à des accès alcooliques suivis d'excitation avec violences envers les siens et bris d'objets mobiliers. Il urinait sous lui sans en avoir conscience partout où il se trouvait.

Ses parents lui avaient fait de fréquentes réprimandes et il était arrivé à se persuader qu'ils lui en voulaient.

Un beau jour, en janvier 1908, il se précipita sur sa grand'mère et la frappa en l'accusant d'exciter sa famille contre lui. Il semblait alors obéir à une hallucination impé-rative, d'après les témoins en scène ; quelque temps après tentatives de suicide.

Dans le service, il est au début triste et inquiet et tente encore une fois de se donner la mort, puis peu à peu il s'améliore et six mois après il ne présente plus de troubles délirants et peut être rendu à sa famille.

Depuis il y vit toujours, son caractère est moins difficile qu'autrefois et il tend à s'améliorer (seize ans).

OBSERVATION IV

Hérédité des deux côtes. Débile vicieux et alcoolique. — A quatorze ans accès de dépression avec idées de persécutions et hallucinations, guéri en huit mois. Depuis n'a plus déliré. Amélioration de ses troubles du caractère.

Pierre C..., né le 18 août 1886.

Père débile, alcoolique. Bisaïeule maternelle aliénée. Grand'mère maternelle aliénée, mère alcoolique, douze frères et sœurs morts de méningite en bas âge.

Convulsions dans l'enfance. Perversions instinctives et excès alcooliques précoces.

En novembre 1899, après des excès alcooliques, il a subitement des hallucinations terrifiantes : des verriers veulent le faire brûler, tous lui en veulent, ses voisins cherchent à lui faire du mal et ses parents pour s'en débarrasser vont l'empoisonner. Ses hallucinations sont très angoissantes, il est pâle, le visage inondé de sueur, la nuit il est affolé et ne peut dormir.

Il entre à Vaucluse à la fin de 1899, à quatorze ans. Il traverse des alternatives d'excitation et de dépression, refusant de s'alimenter et de parler au cours de ces dernières. Ces symptômes tendent à s'amender avec le temps sans disparaître complètement et il sort avant guérison le 15 septembre 1901. Ses parents doivent le ramener quelques jours plus tard. Chez lui il a recommencé à s'exciter et accuse de nouveau sa mère et une voisine de chercher à l'empoisonner. A la colonie ces idées délirantes disparaissent complètement et on n'a plus affaire bientôt qu'à un débile irritable et indiscipliné, travaillant pourtant régulièrement. Évasion suivie de réintégration immédiate en novembre 1903. Quelques jours après il est transféré à l'asile. En janvier 1904, nouvelle évasion : comme il n'a plus présenté de troubles délirants depuis 1901, le certificat du 22 janvier 1904 conclut à la non-réintégration (dix-huit ans).

Depuis sa sortie, il s'est toujours bien porté et a facilement gagné sa vie. Pas de démêlés avec la justice. Service militaire dans des conditions spéciales : campagne du Maroc, sans incidents notables ; aucune punition sérieuse sur son livret et certificat de bonne conduite. Il a été libéré il y a quinze mois et est entré dans une usine, où il travaille encore aujourd'hui (vingt-cinq ans).

OBSERVATION V

Hérédité maternelle. Débile moral. A quinze ans premier accès de dépression, dure six mois. Deuxième accès à seize ans après un phlegmon de la jambe. Délire polymorphe dure six mois. Troisième accès d'excitation légère à vingt ans dure quelques jours. Dernier accès d'excitation à vingt et un ans après des excès alcooliques, dure aussi six mois. Aujourd'hui délire guéri et troubles du caractère améliorés.

André E..., né le 20 janvier 1886.

Grand'père maternel mort d'une congestion cérébrale. Enfant intelligent, mais caractère inégal et travail irrégulier.

En avril 1901, il commence à mal faire ses devoirs, il n'écoutait aucune observation et ne paraissait pas avoir la tête à lui : il était tourmenté par la pensée qu'il avait peut-être fait une mauvaise première communion. Il est soigné pour de la neurasthénie à la campagne jusqu'à la rentrée des classes : pendant toutes ses vacances il était très triste avec de rares moments d'expansion. Remis à Chaptal dans une classe de même niveau que celle de 1901, il paraît revenu à son état normal pendant trois mois, jusqu'en janvier 1902 (quinze ans).

Il doit alors garder la chambre pendant huit jours pour un phlegmon de la jambe. A sa rentrée à l'école, il est de nouveau triste et refuse de travailler. Ses parents sont obligés de le reprendre le lendemain. Chez lui, il se met à chanter, rime des vers orduriers sans suite, se couche sur le plancher : il a très soif et boit quatre ou cinq verres d'eau à la suite les uns des autres. Le médecin qui le soigne le calme avec du chloral et du bromure et il passe une bonne nuit, mais au réveil il est très agité. Ses parents l'avaient laissé seul avec la femme de ménage, il tente de la violer et met tout l'appartement en désordre. On le maintient par la force jusqu'à ce qu'il puisse être transporté à l'infirmerie spéciale.

Il entre à Vaucluse au milieu de février 1902 à seize ans, toujours très agité. Des voix l'insultent. Dieu lui crie zut, il se lève de son lit pour aller frapper ses camarades. A la visite, il maltraite sa mère et lui jette à la tête les provisions qu'elle lui apporte. Idées de grandeur et de richesse : il peut casser tout ce qu'il voudra, cela n'a pas d'importance puisqu'il a bien le moyen de payer.

Idées hypochondriaques : il n'est pas comme tout le monde, depuis qu'il a perdu le testicule gauche au cours d'une opération de hernie inguinale. Idées de persécution assez

vagues : on rit de lui par derrière, il saura se venger en cas-
sant la tête à deux ou trois enfants. Son agitation est surtout grande le matin, il prend fréquemment des attitudes
théâtrales avec des gestes et des paroles maniérés et empha-
tiques. Cette agitation se calme au 15 mars 1902, il quitte
l'infirmerie : deux nouvelles crises d'excitation passagère en
avril et mai, il peut sortir en décembre 1902, complètement
guéri de ses troubles délirants.

Pendant deux ans, il reste à Saint-Mandé dans une école
d'agriculture où il est considéré comme un élève intelligent,
mais paresseux ; il a des mauvaises notes, des punitions, il
ne peut passer l'examen à la fin de la deuxième année pour
entrer dans la troisième et doit quitter l'école. En 1904, il
travaille six mois dans les vignes (dix-huit ans). En 1905, ils
est successivement gardien de propriété, boulanger et jardinier. En 1906, un jour de sortie, il va faire une longue pro-
menade à travers champs, couche dans une meule, y met le
feu et est condamné à 5o francs d'amende avec application
de la loi Bérange. il quitte alors sa place et reste chez ses
parents jusqu'en juin 1907, il s'y rend insupportable par ses
violentes colères au cours desquelles il frappe et insulte sa
mère. En dehors de chez lui, L... se livre à des excès de
femmes, de tabac et d'alcool, il tente de violer la maîtresse
d'un de ses cousins, il a des démêlés de toute nature, avec
un marchand de bicyclettes à qui il ne ramène pas la machine
qu'il a louée, avec une compagnie de chemins de fer pour
avoir voyagé sans billet, etc... Les mains tremblent. Enfin, un
matin il sort de chez lui sous le prétexte d'aller au bain, va
retirer 6o fraacs à la caisse d'épargne et disparaît pendant
trois jours. A la suite de cette fugue, nouvel internement à

Vaucluse en juin 1907 à vingt et un ans. Il ne délire pas, mais est un peu confus, il est porteur d'un chancre induré qui guérit en octobre. Son caractère est toujours irritable ; un jour il bat sa mère au parloir. Il devient plus calme et s'améliore progressivement jusqu'à sa sortie en mars 1908.

Il entre en avril à la ménagère où il reste un mois comme garçon livreur, puis chez un tailleur où il reste trois mois, il travaille ensuite quatre mois chez un imprimeur, il fait un service de quinze mois dans une maison de produits alimentaires puis de nouveau reste trois mois et demi chez un libraire. Dans ces différentes places, il était toujours garçon livreur.

Aujourd'hui, depuis huit mois, il est employé à l'imprimerie nationale où ses supérieurs sont satisfaits de son travail ; il est économe et a un livret de caisse d'épargne. Sa famille le trouve très amélioré depuis sa sortie de Vaucluse (vingt-cinq ans).

OBSERVATION V

Débile moral. A quinze ans, accès de dépression après la mort de son père, guéri en dix mois. Depuis, troubles du caractère améliorés aujourd'hui. Au service militaire.

Alphonse G..., né le 22 mai 1888.

Pas d'antécédents héréditaires connus.

Débile avec perversions instinctives.

Le délire s'est développé en août 1903, à quinze ans, à la suite de la mort de son père : il a consisté en idées mélancoliques et idées confuses de persécution, crainte d'empoi-

sonnement, etc... Il entre à Vaucluse en novembre 1903, il y
est muet et réticent et craint toujours qu'on lui fasse des
misères. Les troubles délirants disparaissent en juin 1904,
mais le fond mental persiste et il est transféré à l'asile de
Poitiers. Il en sort une première fois le 12 septembre 1904,
un peu amélioré, mais pas suffisamment, suivant l'avis du
médecin du service pour vivre au dehors. En effet, on doit
le réintégrer le 24 du même mois. Pendant trois ans, il y travaille d'une façon assez régulière avec de temps à autre des
périodes d'excitation, des actes impulsifs et des accusations
non motivées contre ses camarades et les infirmiers. Il sort
définitivement très amélioré au point de vue de ses troubles
du caractère, sans avoir présenté de délire (dix-neuf ans).

Il travaille dehors assez régulièrement et fait maintenant
son service militaire comme ordonnance d'un officier, sans
incidents notables.

OBSERVATION VII

*Hérédité maternelle. Nombreux antécédents pathologiques.
Intelligence moyenne. Mémoire médiocre. A seize ans,
après des crises, accès de dépression avec tendance au
suicide et hallucinations, guéri en deux mois. Depuis
n'a plus déliré. Troubles du caractère.*

Antoine H..., né le 21 octobre 1889.

Père en vie, bien portant, quarante-deux ans, maladie du
cœur bien supportée, mère internée à Vaucluse à la suite de
chagrins, vraisemblablement mélancolique. Deux sœurs et
un frère jeunes et bien portants.

Varicelle dans la première enfance. Ophtalmie à sept ans,

laisse une taie sur l'œil gauche. A trois ans et demi, après s'être cogné contre un poêle, tumeur du genou (sarcome ou tumeur blanche). On lui ampute la cuisse en conservant un moignon de 10 centimètres de longueur environ. Il a été en classe jusqu'à treize ans et demi et il était toujours dans les premiers, mais depuis certaines crises, la mémoire est affaiblie et ses compositions sont moins bonnes. Il ne peut pas obtenir son certificat d'études et quitte l'école en 1902. A sa sortie de l'école, il fait pendant six mois de la sculpture sur bois, mais doit l'abandonner à cause de sa mauvaise vue. Pendant trois mois il travaille chez un cordonnier, trois autres mois chez un ébéniste. Il reste six mois et demi comme relieur dans les ateliers départementaux de Montreuil.

Depuis le mois de mars et avril 1905, il présente des crises nerveuses d'abord comparables à des crises jacksoniennes, puis de caractère mal défini, diurnes et nocturnes, alternant avec des impulsions à marcher et des fugues.

Pendant l'aura ou après la crise, H... s'était aperçu qu'on le regardait, cette constatation a amené chez lui des idées de persécution : « On me regardait et on m'en voulait, peut-être à cause d'un air particulièrement hagard que j'avais alors, ou bien parce que je portais un appareil orthopédique. » Ces idées ont occupé son esprit pendant près de deux mois et avec une telle intensité, qu'il a pensé au suicide et a déclaré plusieurs fois qu'il avait l'intention de se tuer. Il reconnaît aujourd'hui que c'étaient des idées, que peut-être on se détournait pour voir sa jambe, il n'a jamais songé à se venger des personnes qui lui en voulaient et les fuyait plutôt.

Il entre à la colonie de Vaucluse en mai 1905, à seize ans, il est plutôt déprimé mais n'a plus d'idée de persécution ni de suicide. Les crises nerveuses ont également disparu et on n'en a plus observé dans la suite. Son caractère est difficile : très indiscipliné, il est souvent signalé sur le cahier des rapports pour sa conduite déplorable. Il passe à l'asile en mars 1907 et sort le 1er mai de la même année.

Depuis, il n'a plus présenté d'idées délirantes, mais il est incapable d'exercer un métier régulier, il vit de droite et de gauche, gagnant quelques sous à passer les inondés dans sa barque en janvier 1909, vendant comme camelot de menus objets sur la voie publique, où il a les démêlés classiques avec la police. Très vigoureux, il fait partie d'une société athlétique d'unijambiste, saute des obstacles, joue au football, etc., il a vingt-deux ans.

OBSERVATION VIII

Hérédité des deux côtés. Crises (?) à onze ans. A seize ans accès d'excitation avec hallucinations. Idées absurdes de grandeur et mystiques, guéri en six mois. Depuis n'a plus déliré.

François L..., né le 23 avril 1885.

Grand-père maternel éthylique suicidé. Oncle maternel éthylique. Grand-père paternel mort à cinquante-cinq ans. Père éthylique. Mère malade pendant sa grossesse, meurt peu après de tuberculose, deux frères et une sœur morts de méningite en bas âge.

Crises hystériformes ou vertiges comitiaux ? à onze ans.

Appétit très irrégulier. Alternatives d'anorexie et de bou-
limie.

En décembre 1900, à seize ans, premier accès délirant.
Dieu lui apparaît et lui commande d'aller au Transvaal. Cet
accès tend à se calmer lorsqu'à la suite d'un épistaxis abon-
dant l'agitation reparaît. C'est bien lui qui est désigné pour
aller sauver les Boers, on ne peut pas le punir pour avoir
volé des légumes puisque Dieu les a créés pour tout le
monde. Il a en outre des idées ambitieuses, il n'est pas un
homme comme les autres, il est acteur au Théâtre-Français,
s'il a joué au théâtre des Batignolles c'est uniquement parce
que c'était plus près de chez lui.

En juin son agitation fait place à de la dépression, puis il
revient à l'état normal et après être resté quelque temps en
observation sort guéri le 26 décembre 1901. Il se rend chez
sa tante chez qui il habite encore aujourd'hui.

Il a vingt-six ans et se porte bien depuis sa sortie de Vaucluse. C'est un garçon très sobre qui ne fume pas et ne boit
jamais. Il vit avec sa tante qui s'occupe de lui, fait son
ménage et au cours d'une cohabitation constante, n'a rien
remarqué d'anormal dans sa conduite et son attitude. Elle
veille sur lui avec beaucoup de vigilance et a certainement
contribué à sa guérison définitive en le tenant à l'abri de
toute cause de rechute. Il a eu de gros ennuis d'ordre intime
qu'il a supportés en individu normal; il était marié avant
son départ pour le régiment, sa femme a profité de cette
situation pour se mal conduire et il a dû se séparer d'elle à
sa libération. Il est ouvrier plombier et reste longtemps dans
les maisons qui l'occupent et sont contentes de lui. Pas de
saturnisme.

OBSERVATION IX

*Débile mental et moral. A quinze ans délire. Idées mélan-
coliques et de persécution s'atténuent avec l'âge et disparaissent quatre ans après. Depuis n'a plus déliré.*

André O..., né le 1er août 1889

Débile mental et moral ayant présenté de bonne heure des
troubles du caractère : il était triste, ne jouait pas et tendait
à s'isoler.

Il entre à Vauclusé en octobre 1904 à quinze ans, dans un
état de dépression mélancolique avec idées confuses de persécution, il ne dormait plus, était découragé et pleurait abon-
damment. A son entrée l'expression de sa physionomie est
désespérée, il est très réticent et quand il consent à livrer
ses souvenirs, il le fait confusément. Il change continuellement de place pour échapper aux tracasseries de ses camarades : d'ailleurs il a remarqué que tout le monde est beaucoup moins gentil à son égard, il parle de moins en moins et
garde quelquefois le silence des journées entières.

Il est tranféré à Naugeat le 29 juin 1906, dans un service
d'adultes : on l'y emploie comme aide de cuisine et il est
capable d'une besogne automatique. Son état s'améliore
avec l'âge et le 4 février 1908, à vingt ans, ses idées délirantes
ayant disparu, on peut le placer en dehors de l'asile comme
aide de cuisine à l'hospice de vieillards de Limoges. On était
très satisfait de ses services. L'amélioration persistant. il
part au régiment où il est encore actuellement, supportant
ce changement de vie comme un individu normal. Il a vingt
et un ans.

OBSERVATION X

Hérédité des deux côtés. Débile. A dix-huit ans délire avec hallucinations après des excès alcooliques, guéri en quatre mois. Depuis périodes de dépression sans délire vrai.

François P..., né le 8 octobre 1880.

Père débile, grand'tante idiote, mère débile.

Débile mental et moral, se livre à des excès alcooliques pendant qu'il est employé chez un marchand de vins.

Il entre à la colonie en février 1898 à dix-huit ans, après avoir menacé sa mère en lui disant qu'il était de la secrète et qu'il ne voulait pas être empoisonné ni électrisé. Il est d'abord excité puis déprimé, les idées de persécution tendent à persister. Néanmoins il peut sortir amélioré le 12 juin 1898.

Quelque temps après sa sortie, il a fait son service militaire pendant lequel il s'est bien conduit et n'a pas eu de punitions graves. Depuis il a été successivement cocher de fiacre, homme de peine et manœuvre.

Par moments son caractère se modifiait, il était plus triste. C'est, nous dit son frère « qu'alors il noyait ses chagrins dans le vin ou du moins croyait les noyer, car le vin ne faisait que le rendre plus triste ».

D'ailleurs il n'usait pas de l'alcool d'une façon régulière, mais seulement à ces moments-là. Il n'a jamais eu maille à partir avec la justice et a toujours été un garçon honnête et de bonne conduite.

Aujourd'hui il est cocher-livreur d'un grand journal. Son

fond de débilité morale et mentale persiste, mais ne l'empêche pas de jouer son rôle modeste dans sa famille et dans la société ; il a une petite fille bien portante, sa femme ne se plaint pas de lui (trente et un ans).

OBSERVATION XI

Hérédité des deux côtés. A quinze ans, délire après des excès alcooliques guéri en quelques semaines. N'a plus déliré.

Antoine P..., né le 2 juin 1881.

Père alcoolique plombier. Mère morte d'une tumeur abdominale. Oncle interné à Vaucluse. Grand'mère morte démente sénile à la Salpêtrière.

Enfant intelligent et travailleur, on était content de lui dans l'orphelinat où il était placé.

Un dimanche, après quelques excès alcooliques, un accès délirant éclate brusquement avec excitation maniaque et propos incohérents. Il veut embaucher tout le monde pour travailler, ou bien pour faire la guerre aux Prussiens. Il entre à la suite de cet accès en septembre 1896 à quinze ans à la colonie de Vaucluse. Stigmates de dégénérescence : strabisme avec myopie très accentuée, phimosis. L'excitation persiste quelques semaines, puis il se calme et redevient travailleur et discipliné. Il est transféré au service d'adultes le 2 mars 1901, travaille à l'atelier du tailleur et s'en évade le 3 juillet. Comme il n'est pas dangereux et facile à diriger, le certificat conclut à la non-réintégration.

Il entre chez un emballeur où il travaille trois mois, puis

reste cinq ans comme homme de peine dans une place et deux ans et demi dans une autre. Il est depuis six mois dans sa place actuelle. Il s'est abstenu d'alcool et n'a pas déliré depuis sa sortie. Les patrons ont toujours été contents de lui (trente ans)

OBSERVATION XII

Périodes de dépression pendant les vacances à plusieurs reprises à quinze ans. Délire: idées mystiques et de persécution avec hallucinations visuelles, guéri en six mois. Alcoolisme probable. Depuis n'a plus déliré.

Maurice R..., né le 7 septembre 1884.

Il n'a jamais été malade ; intelligent, certificat d'études à dix ans et demi avec dispense d'âge. Il entre ensuite au séminaire où il a tous les prix.

Aux vacances de 1897 (treize ans), pendant huit jours il est profondément triste sans motifs, puis l'année scolaire se passe normalement. Nouvelle période de tristesse aux vacances de 1898 (quatorze ans), il ne veut plus maigrir, il y a des brigands dans sa chambre qui veulent l'empoisonner. Le nouvel état dure deux ou trois jours et il redevient calme.

Mais à la rentrée il ne peut plus rien apprendre. Il est tantôt excité et tantôt déprimé : quinze jours bien, quinze jours mal, suivant un mode presque parfaitement circulaire. Pendant les périodes de dépression, il est angoissé, a la sensation de la boule hystérique et ne dort pas.

En mai 1899, après des excès alcooliques, non avoués, mais probables, il est particulièrement excité : pendant huit jours, il cherche à utiliser un fluide dont il dispose pour des inventions nouvelles, puis nouveau calme suivi d'une crise d'excitation en juin. Il a perdu la notion du temps et il reste des heures entières dans les églises. Hallucinations visuelles et auditives, des chiens veulent le dévorer, la nuit il pousse des cris épouvantables, il est un ange et ses parents sont des diables qui lui en veulent, il écume, tend ses bras raides dans la direction des démons qu'il repousse, puis saute en l'air, menace l'entourage avec tout ce qui lui tombe sous la main : chaise, canne, etc... Il sent son lit remuer, on l'électrise.

Il entre à la colonie à quinze ans en juin 1889. Son état s'améliore progressivement et le 26 novembre il peut sortir, considéré comme guéri. En 1901 il recommence à travailler sans fatigues et remplit son emploi de bureau à la satisfaction de ses chefs. Il a fait son service militaire dans l'artillerie, sans incidents, et après sa libération s'est marié en province : il est père d'un petit garçon. Il n'a plus déliré depuis onze ans et sa femme et les siens n'ont pas eu à se plaindre de son caractère.

OBSERVATION XIII

Hérédité des deux côtés. Enfant naturel. Débile moral. Accès délirant à treize ans, guéri au bout de six mois. Alcoolisme. Internement à seize ans après non lieu, n'a plus déliré, vie irrégulière.

Maurice V..., né le 6 juin 1887.

Tante maternelle aliénée internée à Saint-Anne. Mère très nerveuse et excentrique. Grand-père paternel déséquilibré.

Enfant naturel.

Juin 1900. — Tout d'un coup, il refuse de travailler et veut aller combattre les Boers. Idées de grandeur : il sera Président de la République après avoir occupé l'Élysée et repris Fachoda. Hallucinations visuelles : revoit son père mort depuis dix ans. Tuberculeux, ne dort plus, refuse toute alimentation, il a alors treize ans.

Il est guéri en janvier 1901 et rendu à sa famille. Il travaille quatre mois dans une papeterie, puis six mois dans une maison d'articles de Paris, ensuite nombreuses places où il reste très peu, il trimarde pendant quelque temps, revenant fréquemment demander à manger à ses parents. Après quelques excès alcooliques, il se fait arrêter à la porte d'un hôtel où il veut passer la nuit ; il est inculpé de vagabondage et interné à la suite d'un non-lieu à seize ans en mai 1903. Les troubles délirants ont disparu, mais des troubles graves du caractère persistent et nécessitent son maintien dans les asiles ; il est transféré à Albi le 31 mars 1904.

A l'examen d'entrée il y apparaît comme un débile porteur de stigmates de dégénérescence (voûte palatine en ogive), présentant des perversions du caractère, des tendances au vagabondage, une irritabilité coléreuse, qui le rend insupportable partout où il passe, il a des impulsions à frapper les infirmiers et ses compagnons de quartier, aux champs il travaille très irrégulièrement. Cet état se maintient pendant l'année 1905. En 1906, il est plus tranquille et plus assidu à son travail de jardinier. Il est aussi plus discipliné.

Après une évasion de la ferme le 2 août 1906, il est laissé en liberté. A l'heure actuelle, il mène une vie des plus irrégulières. Sa famille sait seulement qu'il n'a pas été réinterné.

OBSERVATION XIV.

Hérédité paternelle. Délire à seize ans. Idées mélancoliques et de persécution guéries en dix-huit mois. N'a plus déliré depuis. Interné à Naugeat.

Henri D..., né le 17 juillet 1880.

Père interné à Vaucluse, persécuté, halluciné, un frère à Vaucluse.

Pas de renseignements sur ses antécédents personnels, débile.

En 1896, à seize ans, accès délirant avec idées mélancoïques, idées de persécution et hallucinations de l'ouïe. Alternatives d'excitation et de dépression. Il entre à la colonie le 29 août 1896 et est transféré à Naugeat en septembre 1897. Il est plus calme, mais a encore quelques idées mélancoliques qui disparaissent au bout de quelques mois.

Maintenant son intelligence et sa mémoire sont très faibles, sans qu'on puisse dire si cet état est acquis ou congénital. Il est toujours gai, de bonne humeur, mais refuse le moindre travail. Il a trente ans.

OBSERVATION XV

Hérédité double. Débile vicieux. A seize ans, délire avec idées de persécution guéri en dix-huit mois. Depuis, entrées fréquentes dans les asiles. Interné à Villejuif à la section des aliénés dangereux.

Charles de L..., né le 13 octobre 1884.

Grand-père et grand'mère aliénés. Mère normale, a eu 12 enfants de deux mariages. Père alcoolique.

Aîné de 7 enfants d'un second lit. Placé à treize ans dans une pension de Versailles, puis à l'école Colbert ne peut pas rester dans ces établissements où il se rend insupportable par sa conduite.

A quatorze ans, il commence à devenir agité et commet divers actes pathologiques : il collectionne, sans en tirer profit, des cierges qu'il vole dans les églises ; il brutalise sa petite sœur, met le feu aux rideaux. Un jour il repousse la soupe brutalement et se met à crier qu'on l'empoisonne ; ce sont ses parents qui veulent se débarrasser de lui, il les menace de mort. Ceux-ci le font interner à la colonie de Vaucluse à quinze ans en juillet 1899. Il en sort le 9 décembre 1900. Son délire est guéri, mais il a toujours des troubles du caractère et du sens moral importants. On le place dans deux maisons de commerce, il y commet des indélicatesses pour se procurer de l'argent qu'il dépense à aller au théâtre, à souper au restaurant, à acheter un costume de page, etc., avec un de ses frères aussi mauvais sujet que lui.

Il est réinterné le 29 avril 1902 et s'évade avec un compagnon le 28 septembre. On les arrête à Arcueil, il est réintégré et sort sur la demande de ses parents le 26 janvier 1903. De nouveau, il se montre insupportable, se fait monter ses repas dans sa chambre, commande sa mère, la badine à la main et menace son père.

Séjour d'un an à Sainte-Anne, d'octobre 1903 à octobre 1904.

Replacé dans le commerce, il ne peut rester nulle part, il passe avec succès le concours d'employé d'octroi. Après deux ajournements successifs il est incorcopé au 25ᵉ d'enfanterie à Cherbourg. Quelques mois après son arrivée, il passe en conseil de guerre pour outrages à un supérieur et refus d'obéissance et est condamné à un an de prison avec sursis ; changé de corps, il est versé au 136ᵉ à Saint-Lô où il est encore puni plusieurs fois de prison.

Comme il n'a pas de certificat de bonne conduite, il ne peut rentrer à l'octroi et recommence à aller d'une maison de commerce à l'autre, ne restant nulle part, se querellant avec ses camarades et ses chefs, il ne peut même plus vivre avec ses parents, qu'il assaille de demandes d'argent pour acheter des appareils photograghiques et aller monter une maison en province ; il achète bien un appareil mais reste à Paris. Alcoolisme probable.

En mars 1910, il a vingt-six ans, nouvelle crise d'excitation, il frappe son père et le menace de mort, injurie et menace les agents. Un non-lieu est rendu et il est interné à Villejuif dans la section des aliénés difficiles. Il est paresseux, réclame continuellement contre le personnel, le médecins et les autres malades, il est irrespectueux, taquin envers ses camarades et fomente des complots.

Sa sortie lui est promise pour le mois de juin 1811, mais son père se désintéresse de lui. Malgré sa libération prochaine il monte une cabale contre les infirmiers qu'il veut enfermer avec de fausses clefs, ce complot échoue.

Aucun délire à Villejuif, il a actuellement vingt-sept ans.

OBSERVATION XVI

Hérédité des deux côtés. Débile. A quinze ans dépression mélancolique améliorée vite, soit deux ans après. A dix-sept ans, après excès alcooliques délire hallucinatoire violent, puis dépression et syndrome catatonique. Guéri en six mois. Instable : nombreuses évasions. Interné à Cadillac.

André M..., né le 15 mai 1888.

Père tuberculeux et alcoolique mort. Mère bonne chez un marchand de vins ; une sœur tuberculeuse.

Caractère difficile, il battait sa mère pour avoir de l'argent et s'enivrer. Il quitte la maison paternelle et vagabonde pendant deux mois. Placé à la petite Roquette, intelligence médiocre.

Il passe à la colonie de Vaucluse à quinze ans, en novembre 1903. C'est un débile déprimé, son attitude est morne et prostrée, son histoire est pleine de traces de perversions instinctives : vol, vagabondage. Il est ordinairement muet, quand il veut parler c'est pour narrer l'histoire de ses malheurs, très confusément et sur un ton lamentable ; nombreux stigmates de dégénérescence mentale et physique. Traces de suppuration ganglionnaire au cou. En mars 1904 bronchopneumonie et pleurésie, guérison et convalescence rapide.

Il sort amélioré le 18 mai 1905, nouvelle entrée en juillet 1905. Il est excité et loquace, incapable de se diriger et de faire un métier régulier : il a été encore arrêté quelques jours avant pour vagabondage, alors qu'il exerçait vaguement le métier de débardeur. Alcoolisme. Excès de tabac. Dans le service il est d'abord très délirant, s'agite beaucoup, tient des propos désordonnées. Hallucinations visuelles. Il se calme au bout de deux mois, puis en septembre courte rechute de huit jours. Finalement il redevient tranquille, nouvelle excitation en octobre : il se lève de son lit et parle avec colère, tournant la tête de droite et de gauche d'un mouvement saccadé. Puis la dépression apparait. Il marmotte d'une voix à peine intelligible, demandant continuellement du tabac. Catatonie et stéréotypie, sourire énigmatique alternant avec des manifestations de tristesse sans raison apparente, il mange gloutonnement et salement, l'indifférence augmente. L'état physique est bon, les pupilles réagissent lentement. Les réflexes sont normaux. Tremblement léger des doigts. Vers le milieu de décembre 1905 il cause plus volontiers, surtout pour demander du tabac, la stéréotypie et la catatonie disparaissent et il peut retourner aux champs au début de 1906. Il y a travaillé à peu près régulièrement jusqu'à son transfert à Bourges le 29 août 1907, il a alors dix-huit ans.

Il s'évade de l'asile de Bourges et rentre à Vaucluse en octobre 1906. Il ne délire plus, c'est un paresseux arrogant et violent. Il s'évade de Vaucluse le 24 juin 1907, puis le 2 août 1907. Repris le soir même, il est transféré à Montauban, s'en évade encore et revient à Vaucluse en novembre 1907. Dernière évasion de Vaucluse le 4 juin 1908. Toutes ces évasions ont des motifs futiles et on pourrait penser à des fugues démentielles stéréotypées. Son caractère est toujours difficile : c'est un instable qui ne peut rester à la même place longtemps de suite. Il est transféré à Cadillac le 9 novembre 1908.

A Cadillac, il n'a jamais déliré, il était calme en y arrivant mais est devenu turbulent avec le temps. En avril 1909, il réclame bruyamment sa sortie, menaçant de représailles, si on ne la lui accorde pas : il est très agité et a des impulsions qui nécessitent son passage dans un quartier d'aliénés dangereux. En juin 1909, il redevient calme, docile et demande à travailler. Cette situation persiste jusqu'au mois de décembre, date à laquelle il trompe la surveillance de son chef de quartier et s'évade. Il est repris peu après.

En 1910, les troubles délirants n'ont toujours pas reparus : c'est un instable et un impulsif, voleur et fomenteur de cabales ; il est incapable d'un travail suivi, impatient d'une discipline sérieuse et ne songe qu'à s'évader. En décembre 1910, on a découvert à temps les projets de fuite qu'il combinait avec un camarade. Il a alors vingt-deux ans.

OBSERVATION XVII

Hérédité paternelle. Un frère en prison. A dix ans, accès de délire avec hallucinations. Guéri rapidement. N'a plus déliré. Interné à Saint-Dizier.

Henri M..., né en 1897.

Père alcoolique. A quitté sa mère brusquement. Un frère en prison.

Il est arrêté pour avoir volé avec un de ses frères âgé de

seize ans, des porte-monnaie des couteaux, etc... Affaire médico-légale : il est inculpé de vol et complicité de bris de clôtures avec violences et mis en correction jusqu'à sa majorité. M. ., entre à Vaucluse à dix ans, en avril 1907, après un séjour au dépôt où l'on avait fait le certificat suivant « Dégénérescence mentale avec excitation psychique et bouffées d'idées délirantes polymorphes, surtout de persécution. Hallucinations multiples, visuelles, auditives, olfactives. Il aperçoit dans sa cellule des hommes qui l'injurient, sortent des murs et veulent le tuer. Il refuse toute alimentation par crainte d'empoisonnement ; il a vu des cartouches dans son lit, etc ..; insomnie, terreurs, cris, etc... Le petit malade coupable est en correction depuis deux mois ».

Les troubles délirants n'ont pas réapparu. Il n'a eu ni hallucinations, ni crises hystériformes à la colonie, de même qu'à Saint-Dizier où il a été transféré. Il travaille assez irrégulièrement. C'est un instable, querelleur, agressif et sournois, présentant des troubles de l'activité volontaire sans manifestations vésaniques proprement dites (treize ans).

OBSERVATION XVIII

Hérédité paternelle. Après une brûlure, diminution de l'intelligence et du sens moral. A quinze ans, accès délirant. Idées vagues de persécution avec hallucinations auditives, guéri en trois mois. Interné à Chazel-Benoît.

Marcel P..., né le 25 avril 1890.

Père très nerveux.

L'enfant serait beaucoup moins bien depuis une brûlure

étendue du dos, son intelligence aurait baissé, son caractère serait devenu plus irritable. Il avait alors treize ans. Auparavant, il était bien doué et avait une vive imagination. Certificat d'études sans difficultés.

Après sa sortie de l'école, on le place dans une banque où les autres employés le taquinent à cause de sa faiblesse et parce qu'il est un peu sourd. Il s'en irrite et commence à s'exciter ; il a des colères au cours desquelles il casse tout, il devient grossier et violent sans la moindre provocation.

Il entre à la colonie à quinze ans, le 1ᵉʳ décembre 1905. C'est un débile intellectuel et moral avec nombreuses perversions instinctives, fugues, onanisme, tendance à la violence. Il a des illusions et des interprétations délirantes nombreuses et de temps à autre des hallucinations. Ses voisins d'infirmerie lui en veulent, il croit les entendre l'insulter et les frappe sans motifs. Nombreux actes indécents. Cet état se calme en février 1906. Au bout de trois mois, il travaille au jardin et n'a plus d'hallucinations. Il sort amélioré le 31 mars 1906 et se rend chez son père. Il ne délire plus, mais se livre à ses instincts pervers : tendances aux fugues et à l'onanisme. Son père doit le ramener au bout de quelque temps et il est transféré à Chezal-Benoît le 29 novembre 1910. Là il refuse de travailler au bureau et préfère travailler au jardin. Toujours aucune trace d'idées délirantes (vingt ans).

OBSERVATION XIX

*Hérédité paternelle. Idées de suicide à onze ans. Accès déli-
rant avec hallucinations à quatorze ans après des excès
alcooliques. Guéri en trois mois. N'a plus déliré.
Interné à Vaucluse.*

Auguste R...., né le 12 mai 1887.

Père éthylique suicidé. Grand-père paternel constamment
ivre. Mère bien portante, un frère normal.

R... n'a jamais été un enfant normal. Il s'est sauvé à sept
ans de la pension où on l'avait interné. Nuits agitées.

Depuis l'âge de neuf ans, il a des crises de nerf quand on
lui commande quelque chose qui le contrarie. Son père se
suicide en se jetant sous un train en 1898. Depuis ce temps-
là son caractère devient triste et il a aussi des idées de suicide. Onanisme, alcoolisme. A quatorze ans, en mai 1901, il
doit cesser tout travail. Quelques jours après des hallucinations terrifiantes débutent : il voit des flammes, des ani-
maux menaçants et craint que des saltimbanques ne l'en-
lèvent.

Il entre à la colonie le 25 mai. Il a toujours ces hallucinations terrifiantes qui l'angoissent et le privent de sommeil.
Au milieu de juin, il commence à se calmer, répond difficilement aux questions et pleure quand on l'interroge. Il dit
qu'il n'a plus d'hallucinations.

Au bout de trois mois il est revenu à un état à peu près
normal. Il travaille pendant 1902, 1903 et 1904, sauf dans les
derniers temps où il se montre indiscipliné et brutal, ce qui
oblige à le transférer au service d'adultes : il ne délire plus,

J. Vinchon   4

c'est un débile présentant surtout des troubles du caractère et des impulsions qui le rendent dangereux.

OBSERVATION XX

Hérédité inconnue. A seize ans, accès délirant guéri en deux mois. Ne délire plus, mais troubles du caractère. Meurt à vingt ans.

Louis A..., né le 27 juillet 1887.

Pas de renseignements sur ses antécédents.

Il entre à la colonie de Vaucluse le 23 mai 1903 à seize ans avec le certificat suivant : « Dégénérescence mentale avec impulsions au suicide et idées d'auto-accusation. Malformations cranio-faciales : scapho-céphalée, voûte palatine en ogive. Muni d'un revolver qu'il avait acheté pour se tuer, dit-il, il serait allé boire un verre de vin chez un débitant, sortant de là, il est allé s'asseoir sur un banc. Un jeune homme qui s'y trouvait lui a dit : « Tu en as un œil », il a alors pris son revolver, a tiré sur l'individu et l'ayant vu tomber, est allé se constituer prisonnier » (Paul Garnier).

Il est encore un peu agité à son arrivée à Vaucluse.

Mais quelque temps après, il n'a plus aucun souvenir de cette période et il sort le 15 août 1903, ne présentant plus aucun trouble délirant et travaillant régulièrement.

Depuis sa sortie, il n'a jamais été réintégré et est mort en octobre 1907. Son frère l'a perdu de vue et ne peut donner que des renseignements très incomplets. Il ne sait pas quelle est la cause et quelles sont les circonstances de sa mort. Il avait alors vingt ans.

rite d'être individualisée. Certes nous n'avons en vue ici que les cas dépendant nettement de la méningite saturnine. Mais en dehors de ces cas, il est certain que la saturnine fait volontiers des accès convulsifs, en particulier au cours de l'urémie.

Dans les formes de méningite complexe, que nous avons exposées plus haut, on peut voir apparaître des crises épileptiformes. Mais celles-ci peuvent se manifester isolément, en dehors du cortège symptomatique de la méningite.

Elles accompagnent la colique ou en sont indépendantes. Elles surviennent même parfois chez des saturniens qui n'ont jamais souffert des coliques de plomb.

C'est le plus souvent dans le décours d'une colique de plomb qu'apparaissent ces accidents. L'accès est isolé, ou bien il se répète plusieurs fois dans la même journée ou à quelques jours d'intervalle. Ces accès n'ont pas de périodicité, comme le vrai mal conmitial, et lorsqu'ils se répètent, c'est d'une façon toute irrégulière.

Les prodromes peuvent exister : torpeur, malaise, mais c'est surtout la céphalalgie qui les annonce.

Tandis que les classiques refusent une aura à l'épilepsie saturnine, M. Mosny reconnaît dans certains cas une aura manifeste à l'épilepsie saturnine d'origine méningée. Cette aura est variable suivant les malades. Le cri initial, inconstant, existe parfois aussi. La perte de connaissance est brusque et complète (Mosny). La phase tonique est courte, la phase cloni-

quinze ans, étant détenu à la Petite Roquette pour vol, il eut
une crise d'excitation avec hallucinations de l'ouïe et tentative
de suicide, constatée par Lasègue qui le fit interner à la colonie de Vaucluse. Il y resta trois mois et sortit guéri. A la
colonie, après la disparition du délire, il se montra très
vicieux.

Il continua son métier de peintre en bâtiments. Il ne fit
pas de service militaire, étant fils d'étranger, mais accom-
plit ses périodes d'instruction comme réserviste et territo-
rial. A vingt-trois ans, il se mit en ménage avec une amie
dont il n'eut pas d'enfants et qui ne fit pas de fausse-
couche.

A vingt-quatre ans, il est soigné trois semaines à l'hôpital
de la Pitié pour des coliques de plomb ; depuis, il n'eut plus
d'accidents de saturnisme, mais se plaignit de troubles
gastro-hépatiques que son médecin traitait par le régime
lacté et l'eau de Vichy. Ce n'était pas un alcoolique, il buvait
à peine un litre de vin par jour. Cependant il avait le sommeil
agité et se plaignait de crampes dans les jambes. Son caractère était sombre, irritable et coléreux. Il n'avait pas d'ami
et vivait toujours seul avec sa maîtresse.

Trois semaines avant son entrée, en descendant du tramway, chute sans gravité dont il est très ému. Subitement le
délire éclate, il rentre chez lui, hagard et déclare à sa femme
qu'il faut prévenir sa sœur. Puis il refuse de manger et
brûle ses papiers ; il est halluciné de l'ouïe et entend parler
de sa mort, il s'excite et refuse de se laisser examiner par un
médecin, se promène en chemise dans l'escalier et finalement
il est interné le 23 septembre 1905 à quarante et un ans.

A son entrée, il présente de la confusion mentale avec

agitation, hallucinations et idées de suicide, il est couvert de contusions et d'ecchymoses, vestiges d'une tentative de suicide récente. Les pupilles sont égales et réagissent bien. La langue est saburrale et tremblante. La parole n'est nullement embarrassée. Les réflexes tendineux et peauciers sont normaux, les mains sont animées d'un tremblement léger. La motilité et la sensibilité générale sont normales. On constate la présence du liséré de Burton sur les gencives. Il n'a aucune conscience du lieu, du temps, de sa situation. Tantôt il se croit mort ou dit qu'il va mourir. Il entend le téléphone qui lui parle, s'agite, cherche à quitter son lit, à fuir, etc.

Cependant, par intervalles, il devient calme et peut alors faire des réponses exactes sur son passé et sur les événements qui ont amené son placement à l'asile.

Pendant les trois années qu'il séjourna dans le service jusqu'à sa mort, il eut un délire polymorphe hallucinatoire, variant fréquemment, mais ayant toujours le caractère onérique des délires toxiques. Il vivait son délire. Tantôt il voit des serpents sur son lit, il se lève, appelle les infirmiers à son secours et refuse de se coucher dans le même lit, tantôt il entend les balles siffler autour de lui et il s'enfouit la tête sous son traversin : il entend la voix de sa sœur, y répond et entretient ainsi de longues conversations. D'autres fois il a des idées de transformation personnelle : sa barbe est devenue du poil de singe, sa mâchoire n'est plus à lui, sa tête est enflée, on lui a coulé du plomb dedans : il manifeste aussi des idées de dédoublement de la personnalité physique : son beau frère est en lui, il parle par sa voix ; en effet, il nous cause en émettant des sons de tonalité différente, etc.

Un an après son entrée, il n'a aucun signe physique, les

pupilles restent égales, la parole n'est pas embarrassée, etc.

Plus tard, le délire hallucinatoire devient moins net, il raconte surtout des scènes vécues en rêve où il fait jouer un rôle aux personnes de son entourage. C'est une bataille à laquelle il a assisté comme colonel du 4e cuirassier. Un malade, son voisin de lit, était un espion, etc. Il est aussi devenu riche, il n'a pas manifesté d'autres idées de grandeur. Puis il devient très confus, malpropre, mais non gâteux, turbulent, marmottant seul, mais ne répondant plus aux questions. Il paraissait toujours halluciné, cherchait des serpents, se mettait les doigts dans la bouche pour les vomir.

En octobre 1908, il eut une attaque convulsive suivie d'une hémiparésie gauche qui dura encore quelques jours. Il vécut six semaines, toujours turbulent et confus et mourut de pneumonie droite à quarante-quatre ans. Depuis son attaque, surtout pendant la pneumonie, il présente de l'hypothermie. L'autopsie montra des lésions de méningo-encéphalite de cause vraisemblablement saturnine.

Ces 22 malades, dont nous venons de rapporter les observations, ont présenté pendant leur jeunesse des accès délirants qui ont disparu sans récidives, sauf dans 5 cas où celles-ci sont au nombre de deux ou trois. Nous les avons classés suivant leur situation actuelle dans la société : les 13 premiers sont en liberté, ceux dont les observations portent les numéros 14 à 19 sont internés dans des asiles; les 3 derniers sont morts au cours de leurs délires ou après guérison. Presque tous sont des héréditaires.

Neuf fois l'hérédité est directe et double. Sept fois elle est directe et paternelle ou maternelle. Les grands-parents sont très fréquemment touchés (11 fois sur 22), de même les collatéraux : oncles et tantes, frères et sœurs. Déjà le système nerveux des parents était particulièrement prédisposé, puisque les psychoses, les névroses, etc., arrivent en première ligne, l'alcoolisme, qui vient ensuite, est presque aussi fréquent ; la tuberculose, la syphilis, le cancer sont des causes beaucoup plus rares.

Les observations ne nous ont rien appris sur les divers événements de la grossesse, de l'accouchement et de la vie des nourrissons.

En revanche, les intoxications acquises sont intéressantes par leur nombre : 45 o/o des enfants se sont livrés à des excès alcooliques, proportion énorme quand on songe que la plupart n'avaient pas seize ans et qu'à cet âge il est très difficile de se procurer le poison, le marchand de vins ne faisant pas volontiers crédit, surtout aux enfants dont la bourse est d'ordinaire peu garnie. L'alcool a créé une prédisposition individuelle évidente ; au même titre nous avons rencontré une fois le saturnisme et une autre fois une brûlure étendue. Le tabac est très difficile à rechercher, les petits malades sont réticents quand on les interroge à ce sujet, parce qu'ils craignent d'être grondés ou punis : 2 d'entre eux seulement l'ont avoué et ils étaient déjà alcooliques.

Les fils d'alcooliques, alcooliques eux-mêmes, sont rares dans notre premier chapitre ; il semble, pour

dés raisons que nous ignorons, que ces enfants aient
échappé à leur prédisposition ; or, quand celle-ci se
réalise, leurs affections sont plus graves, comme l'a
fait remarquer le professeur Régis, puisque alors les
porteurs réalisent cette double condition d'être plus
aptes à s'intoxiquer et moins résistants à l'égard du
poison. Par contre, dans nos cas, quand l'intoxication
se limite à une seule génération, les sujets sont
moins sévèrement touchés, mais on ne peut faire du
dosage en quelque sorte de cette intoxication, un élément de pronostic sérieux.

L'alcoolisme agit aussi comme cause occasionnelle
en tant qu'intoxication aiguë ; ces causes occasionnelles sont souvent difficiles à déceler, elles sont
parfois infectieuses, comme dans l'exemple de cet
enfant qui délire après un phlegmon de la jambe.

On retrouve fréquemment dans les antécédents au
début de l'accès des manifestations qui peuvent être
rattachées plus ou moins à l'hystérie. Dans 5 cas,
notamment, elles furent assez nettes : crises, vertiges, etc. Y a-t-il une relation directe entre elles
et les troubles plus graves qui les ont suivies ou
bien ont coïncidé avec elles ? C'est un problème
difficile à résoudre.

Il ne faut pas négliger le rôle des émotions qui
peuvent ébranler un système nerveux intoxiqué ou
non : un enfant commence à délirer peu après la
mort de son père ; un héréditaire présente un accès
extrêmement violent au lendemain d'un jugement
qui le condamne à la correction jusqu'à sa majorité

pour vol avec violence ; un héréditaire saturnin guérit d'une crise de délire survenue à quinze ans, au
moment de la puberté ; après une chute de tramway
peu grave, mais impressionnante, il commence le
jour même un accès de délire polymorphe suivi d'une
période de confusion au cours de laquelle il meurt à
quarante-quatre ans ; un fils d'alcoolique suicidé,
alcoolique lui-même, commence par avoir à onze ans
des idées de suicide à la suite de la mort de son
père, et fait deux ans après un accès de délire avec
hallucinations terrifiantes de tous les sens.

L'âge du début varie dans des limites restreintes
autour de quinze ans : quinze, seize, dix-sept, dix-
huit ans sont les âges les plus fréquents, notre plus
jeune malade avait dix ans ; quant au mode de ce
début, il est également variable, il peut être brusque
ou progressif, s'annonçant par toute une série de
troubles plus ou moins nets.

Le contenu des délires est variable : idées de persécution, idées mélancoliques, idées hypocondriaques, idées de grandeur et de richesse s'y mêlent
plus ou moins.

Le tableau clinique présente toute la gamme des
états de l'excitation la plus vive jusqu'à la dépression avec stupeur catatonique, stéréotypie et négativisme.

Les hallucinations sont extrêmement fréquentes et
très riches, elles impressionnent tous les sens et la
sensibilité générale, ce qui ne surprend pas lorsque
l'on sait que beaucoup de ces délires sont toxiques

et le seraient peut-être plus fréquemment encore si les enquêtes pouvaient être mieux approfondies. Les illusions et les interprétations délirantes se rencontrent plus rarement.

La durée est très difficile à calculer, le début n'étant pas toujours brusque et le retour à la santé se faisant parfois petit à petit : approximativement, cette durée est en moyenne de quelques mois, cinq ou six, souvent moins, parfois beaucoup plus.

Les troubles délirants guéris, le malade redevient le débile qu'il était avant, parfois avec des troubles du caractère et du sens moral plus accentués, mais sans affaiblissement intellectuel appréciable par les moyens dont nous disposons. Cette constatation a pu être faite pour un cas pendant vingt-six ans, le malade étant revenu mourir à l'asile. Dans près des deux tiers des cas, il y a plus de sept ans que nos malades n'ont plus présenté de troubles délirants.

Les récidives sont assez rares et on peut noter au début de presque toutes une cause occasionnelle : un héréditaire présente à quinze ans un état de dépression avec tendances hypocondriaques, il guérit en quelques mois et l'année suivante, à la suite d'un phlegmon de la jambe, il a un accès de délire polymorphe avec idées de grandeur, hypocondriaques et de persécution ; à vingt ans, après une vie irrégulière marquée judiciairement par une condamnation et passée surtout en excès de tabac, d'alcool et des femmes (syphilis), il a une dernière crise guérie au bout de six mois comme les premières. Un autre héréditaire, enfant naturel, a une crise délirante avec idées de grandeurs à quinze ans et guérit vite, après sa sortie il vagabonde, abuse de l'alcool et est interné au cours d'une nouvelle crise transitoire. Nous retrouvons également l'alcool dans deux autres cas de récidive avec délire très riche en hallucinations. Enfin, nous rappelons l'émotion qui a ramené la crise délirante de notre dernier malade, après vingt-six ans de guérison.

Nos malades n'ont plus déliré depuis les accès que nous avons notés, mais est-ce à dire qu'ils sont aujourd'hui complètement normaux ? Sur 19 d'entre eux, 6 sont encore internés dans les asiles. Ce sont des débiles dont l'état congénital précaire de l'intelligence ne permet pas la vie en société ; ce sont aussi des individus dont le sens moral est profondément touché : vicieux internés après des délits variés, qui refusent de travailler, réclament continuellement, sont lâches et taquins envers leurs camarades, fomentent des complots ou préparent incessamment des évasions ; impulsifs qui sont à la merci d'un geste irraisonné qui pourra compromettre leur sécurité propre ou celle d'autrui.

Quelques-uns de ceux qui sont en liberté n'ont pu s'assujettir aux nécessités d'une vie régulière : ils sont camelots ou trimardeurs ; les périodes de privations alternent avec d'autres où ils ont quelques sous et il est alors à craindre que les excès ne les ramènent à l'asile. D'autres ont malheureusement choisi de ces professions qui favorisent l'alcoolisme : un cocher livreur d'un grand journal parisien noie ses ennuis dans les verres de vin que lui offrent ses clients, et présente des périodes de tristesse qui peuvent faire craindre le retour des troubles anciens, déjà amenés par des abus alcooliques. Pour un petit nombre, le milieu social et familial s'est adapté à leur faiblesse et ils vivent tant bien que mal en faisant un humble métier qui leur assure le pain de chaque jour.

Mais il en est un certain nombre que nous pouvons vraiment considérer comme guéris : ils s'acquittent convenablement de leur besogne journalière, se montrent sociables à l'atelier ou au bureau, affectueux envers leur famille. Ils représentent un peu plus d'un tiers de notre statistique : un héréditaire qui a eu un accès d'excitation avec idées de persécution à quinze ans, sans cause apparente, et a guéri en trois mois est un employé de préfecture excellent, félicité par ses chefs pour des travaux délicats: un peu triste, il est vrai, à certaines heures, sans que cette tristesse ait un caractère pathologique.

Un alcoolique fils d'alcoolique a pu faire sans ennuis la campagne du Maroc et gagne bien sa vie comme ouvrier d'usine.

E..., dont nous avons étudié en détail les trois récidives, est amélioré de ses troubles du caractère ; il est depuis huit mois à l'Imprimerie nationale ; ses chefs en sont contents et ses parents disent qu'il mène une vie régulière, qu'il est sobre et économe.

Un héréditaire travaille comme plombier depuis longtemps dans la même maison : il n'a pas présenté d'accidents de saturnisme et a toujours été très sobre ; il a pu supporter avec une force d'âme supérieure à la moyenne des événements très pénibles, une vieille tante l'a recueilli chez elle, vit journellement avec lui et n'a jamais remarqué la moindre anomalie ; elle a été pour lui un grand soutien moral et a certainement contribué à son rétablissement définitif.

Un autre héréditaire encore, fils d'un père saturnin et alcoolique, est sorti depuis quatorze ans de Vaucluse ; il travaille comme homme de peine et n'a jamais été employé que dans un petit nombre de maisons, longtemps dans chaque.

Un autre a quitté le service depuis dix ans, après le régiment il s'est fixé en province, où il est employé de bureau et satisfait lui aussi ses supérieurs. Quelques-uns sont restés plus longtemps dans les asiles et en sont sortis au moment d'être soldats : ils sont au régiment et nous n'avons pas appris que leur séjour y soit marqué par des faits pouvant faire craindre une rechute.

En même temps que l'on constatait la non-réapparition des troubles délirants, on pouvait apprendre que les troubles du caractère tendaient à s'amender. Ils disparaissent quand le sujet vieillit : après la période difficile de l'âge ingrat, le sens moral s'affermit et résiste mieux aux poussées des instincts qu'un milieu favorable et une éducation appropriée ont pu assagir.

Enfin restent nos derniers malades. Nous élimi-

nerons tout de suite celui qui est mort à dix-huit ans
de broncho-pneumonie au cours d'un délire hallucinatoire, nous sommes pauvres en renseignements
sur lui. Un autre est mort à vingt ans après avoir
présenté à seize ans un délire de même nature guéri
en deux mois : les renseignements sont aussi rares
et nous savons seulement que pendant quatre ans il
n'avait pas été réinterné, ses troubles du caractère
n'étant pas assez graves. Le troisième est beaucoup
plus intéressant, c'est un héréditaire avec saturnisme
acquis : il a eu à seize ans une première crise délirante avec hallucinations, guérie en trois mois, puis
à quarante et un ans une deuxième crise de cause en
partie émotionnelle, avec délire toxique, suivie de
confusion au cours de laquelle il est mort de pneumonie. Dans l'intervalle il n'a pas présenté de troubles
délirants, mais seulement des troubles du caractère,
des crampes avec sommeil agité malgré qu'il ne fût
pas alcoolique.

Si maintenant nous comparons nos observations,
nous pouvons constater :

1° L'hérédité chargée de nos malades ;

2° Le nombre considérable d'intoxications acquises,
notamment l'alcoolisme ;

3° Le caractère toxique de beaucoup de ces délires
riches en hallucinations de toute espèce, le début, le
contenu et la durée étant des plus variables ;

4° Les malades qui étaient avant des débiles sont
toujours débiles naturellement après leur guérison,

les facultés intellectuelles n'ont pas baissé, les troubles du caractère sont souvent aggravés ;

5° Il est incontestable qu'un assez grand nombre de malades se présente depuis un temps plus ou moins long (souvent plus de sept ans), comme guéris ; les récidives peuvent être plus ou moins tardives (obs. XXII), mais il semble difficile de les relier à la première crise et d'en faire les phases d'une même affection, nous croyons plutôt que des causes occasionnelles pareilles ou différentes ramènent alors les mêmes effets chez des héréditaires qui peuvent ajouter à l'action de leur ascendance celle des intoxications acquises.

CHAPITRE II

PSYCHOSES

OBSERVATION XXIII (Résumée)

*Hérédité des deux côtés. A quinze ans, après surmenage
et excès alcooliques, accès de dépression suivi d'excitation
consécutive à une pleurésie droite, guéri en un mois.
A seize ans, après surmenage excitation maniaque, guéri
en trois semaines. A dix-sept ans après érysipèle, et
excès, excitation maniaque. Guéri en deux mois. En
liberté.*

Jean A..., né le 27 avril 1893.

Père éthylique. Mère débile, tendance à la mélancolie.

Enfant intelligent, a peut-être fait des excès éthyliques
graves, il était aide de cuisine au Terminus, en tout cas s'est
surmené à cette époque.

Peu après la mort de son père en 1908 il se livre à des
excentricités dans la rue, il avait alors quinze ans. Dans la
pâtisserie où il travaille, il est triste, ne parle pas ou parle à
voix basse, pleure sans cesse. Il est incapable du moindre
travail, même de faire une commission. Il entre à Tenon le
19 juin 1908 pour une pleurésie droite : son état général est
mauvais et il est très amaigri : il est agité, a des halluci-

nations auditives et visuelles et on doit le transférer à l'infirmerie spéciale où on constate de l'excitation maniaque
avec désordre et confusion des idées : de la logorrhée avec
déclamations et par intervalles des hallucinations terrifiantes.
A son arrivée à Vaucluse il est désorienté dans le temps et
l'espace, crie qu'il est Napoléon, gesticule, brise les carreaux
et tient des propos sans suite. Des hallucinations sont probables. Les pupilles inégales réagissent à la lumière. Il tend
à s'améliorer mais l'hyperactivité et la logorrhée persistent.
L'état général est meilleur. Au bout d'un mois il est calme
et peut sortir six mois après, en janvier 1909, sur la
demande de sa mère.

Il entre comme apprenti chez un menuisier et se surmène
de nouveau, ses camarades le taquinent.

Il doit rentrer à Vaucluse en septembre 1909 : il est très
excité et halluciné de la vue et de l'ouïe ; il entend des
chants et de la musique qu'il cherche à reproduire en jouant
avec ses doigts sur ses oreilles. Idées mystiques. Il s'améliore vite et sort à la fin de l'année.

En avril 1910, érysipèle et laryngite aiguë ; il avait,
à cette époque, abusé du tabac : il ne pouvait plus
trouver de travail et le quittait quand par hasard il en
avait trouvé. Il s'excite de nouveau, les hallucinations réap-
paraissent et il se livre à quelques fugues. Cet état le ramène
pour la troisième fois, en mai 1910, à l'asile de Vaucluse, il a
alors dix-sept ans. Dans le service, il est agité, surtout la
nuit : il a des idées délirantes mélancoliques et patriotiques ;
par moments il est violent, ainsi à la visite il cherche à frapper sa mère. Il se calme au bout de deux mois et au mois de
juin il est à peu près guéri. Au moment de sa sortie, il se

rappelle vaguement de sa crise et nie avoir eu jamais des hallucinations, il donne à cette époque, 13 novembre 1910 l'impression d'un malade guéri.

A l'heure actuelle il a dix-sept ans et il est en liberté.

OBSERVATION XXIV

Hérédité des deux côtés. Frayeur à huit ans. A dix-sept ans courte période d'excitation puis dépression, guéri en trois mois. A vingt ans, après ivresse période d'excitation, guéri en quelques semaines. A vingt-trois ans excitation maniaque. Alcoolisme entre temps. A vingt-cinq ans excitation guéri ainsi que l'avant-dernière fois en quelques semaines. En liberté.

Joseph B..., né le 15 juillet 1883.

Ses parents étaient âgés au moment de la conception. Son père avait cinquante-six ans, sa mère quarante-huit ans. Tous deux étaient nerveux et ont fini par ne plus pouvoir vivre ensemble : le père est parti un beau jour sans laisser son adresse. Un autre fils de vingt-deux ans bien portant.

A huit ans grande frayeur : une voiture lui passe sur le corps. Il est considéré comme un écolier intelligent et obtient son certificat d'études. Nombreux métiers après sa sortie.

En juin 1909, à dix-sept ans, il est d'abord excité et inquiet : un jour il fait lire un journal à son frère en lui disant : « Regarde, tu verras notre nom écrit partout, d'ailleurs tout le monde me court après dans la rue », puis il entre à la colonie où il est tout déprimé, ne parle pas et garde les attitudes qu'on lui donne. Il a des idées vagues de persécution sans réaction dangereuse. Il guérit en trois mois et peut sortir en février 1901.

Il entre comme apprenti chez un menuisier, puis comme homme de peine dans un bureau. Ce n'était pas un ivrogne, mais un jour il est entraîné à boire par des camarades et recommence à s'exciter.

Il rentre à Vaucluse en août 1903 à vingt ans, en état d'excitation maniaque avec désordre dans les idées et dans les actes, loquacité continuelle et incohérente. Il est rapidement amélioré et sort guéri le 21 décembre 1903.

B... mène une vie régulière jusqu'en avril 1906. Alors il change de caractère; s'énerve hors de propos, bouscule les meubles, casse une glace. On l'envoie toucher une facture de 400 francs, il la perd en route.

Chez lui il gâte et urine dans son pantalon et quand on lui en fait le reproche, répond que c'est le bon Dieu qui a pissé dans son pantalon. Pendant son nouvel internement, il est très excité jour et nuit, rit sans cesse et a des hallucinations. Cette agitation se calme en trois semaines, il se rend bien compte de sa situation et a conservé un souvenir précis de ses extravagances : « C'était plus fort que lui, il ne pouvait pas s'empêcher de se lever la nuit, d'uriner dans son pantalon, etc. ». Un mois après son entrée il est calme et travaille à la ferme d'où il s'évade le 8 septembre 1906.

Il n'est pas réintégré et essaie tour à tour divers métiers : aide-maçon, teinturier ; pendant ce temps, il contracte des habitudes d'alcoolisme.

En décembre 1907, à vingt-quatre ans, il est déprimé, ne parle plus et refuse toute nourriture : une force surhumaine agit sur lui ; puis crise d'excitation maniaque avec hallucinations et impulsions dangereuses : il tente d'étrangler sa mère, il croit être Dieu, Napoléon, etc., il urine et gâte dans son lit. Il se calme bientôt. Quelques jours plus tard, il a conservé un souvenir assez net de ses conceptions délirantes dont il reconnaît le caractère morbide.

En janvier 1908, il est calme et travaille régulièrement, on le garde en observation jusqu'en mars 1909, époque à laquelle il sort de l'asile.

Depuis sa sortie, il n'a pas eu de nouvel accès. Actuellement en liberté. Il a vingt-sept ans.

OBSERVATION XXV

Hérédité paternelle. A quinze ans, excitation maniaque améliorée en quelques semaines. A seize ans, deux périodes d'excitation en mars 1902 et octobre 1902. A vingt ans, après alcoolisme nouvelle excitation dure cinq mois. A vingt-deux ans, après émotion excitation pendant quatre mois. Depuis troubles du caractère améliorés. En liberté.

Charles B..., né le 19 février 1886.

Bisaïeul paternel, grand-père paternel, une tante aliénés. Père alcoolique extravagant. Mère en bonne santé. Quatre frères et sœurs bien portants, douze morts en bas âge.

Caractère très difficile. Débile instable, ayant des habitudes d'alcoolisme. Caractère bizarre.

Le premier accès débute en juillet 1901, à quinze ans. Il va se promener en bicyclette et ne rentre pas chez lui. On le cherche et on le trouve à moitié nu dans le bois de Vincennes avec sa bicyclette brisée, sans qu'il puisse fournir aucune explication. Il s'agite, parle à tort et à travers, critique et insulte les personnes de son entourage, chante ou crie. Par moments, il exprime des idées de grandeur. Nombreuses hallucinations. Il guérit rapidement mais ses troubles du caractère le font maintenir à l'asile. Deux période d'excitation intellectuelle éphémères en mars et octobre 1902.

En raison de son âge, il est transféré dans un quartier d'adultes le 21 octobre 1902 : il s'y montre indiscipliné, taquin, brutal et violent et s'évade en décembre 1902 de la ferme où il travaille. Après sa réintégration, il est transféré à Albi le 6 avril 1903. La crise d'excitation maniaque qui avait provoqué son entrée a disparu, mais il reste incapable de tout travail suivi. Il est toujours indiscipliné et facilement irritable. Tentatives de pédérastie.

Il sort d'Albi, mais on n'a pas de renseignements sur sa vie jusqu'en 1906.

En septembre 1906, à vingt-ans, après de nombreux excès alcooliques il est réinterné à Vaucluse. Il est en pleine excitation maniaque, tient des propos incohérents, porte des habits étranges qui décèlent avec ce que l'on peut comprendre de ses discours des idées de grandeur. Ses réactions sont des plus violentes.

Il est transféré à Cadillac le 19 novembre 1906. Sa crise était momentanément calmée, mais bientôt il recommence à s'exciter et son séjour y est des plus mouvementés. Les mois de décembre 1906, janvier 1907 ne présentent qu'une période ininterrompue d'instabilité extrême et d'agitation, la lucidité est gravement compromise, l'incohérence profonde. Vers le milieu du mois de mars 1907 (vingt et ans), l'accalmie commence à se faire et le malade reprend peu à peu cons-

cience de ses actes : il devient calme et docile, se conduit
bien et commence à s'occuper. L'amélioration va croissant
depuis cette époque et dure jusqu'à la fin de juillet 1908.

Le malade a alors une grosse déception : sa famille ne
donne pas suite à un projet de sortie autorisée par le médecin. Peu après, au début d'août, il commence à se montrer
susceptible et querelleur et abandonne son travail. L'excitation va grandissant pendant le mois de septembre et sauf
une accalmie en octobre qui dure à peine quelques jours, la
crise s'installe avec une violence extrême : perte complète
de conscience, désordre physique et mental, multiples évasions du quartier, violences nombreuses, qui, en raison de la
force du malade, nécessitent des mesures spéciales de surveillance. Une légère détente se produit vers la moitié du
mois de décembre, mais ne se prolonge pas longtemps. Le
mois de janvier 1909 est la reproduction des mois précédents.
Les premiers jours de février, le calme renaît peu à peu et
dure tout le mois. Quelques jours d'excitation suivis de
calme au début de mars. B... reprend bientôt son travail et
l'amélioration suit un cours régulier. La lucidité, la docilité
et la bonne conduite paraissent revenues à peu près complètes.
Cet état de chose persiste pendant toute la fin de l'année et
se poursuit sans incidents nouveaux jusqu'au mois de mai
1910. Sa famille ne se prêtant pas à un congé à titre d'essai,
le malade qui depuis quinze mois s'est bien porté est mis en
liberté le 25 mai 1910 à vingt-quatre ans. Depuis, il ne nous
a pas été possible de retrouver sa trace.

OBSERVATION XXVI

Hérédité double. A dix-huit ans, après excès alcoolique, période de dépression avec stupeur suivie d'excitation dure dix-huit mois. A vingt et un ans, nouvel accès de dépression avec stupeur et catatonie dure quatre mois. A vingt-six ans, après alcoolisme, accès d'excitation guéri en un mois. En voie de guérison, interné à Vaucluse.

Lucien G..., né le 21 juillet 1884.

Parents très âgés au moment de la conception. Père, soixante-huit ans. Mère quarante-deux ans. Alcoolisme du père à cette époque. La mère avait été bien portante pendant toute sa jeunesse, elle a eu depuis son mariage des maux de tête très fréquents : trois enfants sont morts en bas âge de méningite ; fausse couche de cinq mois. Une fille mariée et normale, un fils de caractère difficile et le malade.

Rougeole à cinq ans. A l'école, il apprenait difficilement et il en sort sans certificat d'études. Il est ensuite apprenti emballeur et se montre très docile, mais pas très adroit. Il ne sortait jamais, c'était un enfant souffreteux et toujours malade.

En avril 1902, à dix-huit ans, sans doute après des excès alcooliques, il quitte son service malgré les observations de son patron, il rentre chez lui en se plaignant qu'on lui disait : « Tu n'est plus bon à rien. » Depuis, il refuse de manger et ne parle plus, il pense à se jeter par la fenêtre. Sa mère le garde quinze jours, puis le fait interner. Il se plaignait sans cesse de souffrir de la tête.

Il entre à Vaucluse en octobre 1902. La nuit, il est très

agité, il a peur, il peut à peine parler : il voit des serpents autour de lui, des gens qui viennent pour le tuer. Pendant le jour, il est triste et plongé dans la stupeur : gâtisme, éclats de rire sans raison, catatonie légère. Dermographisme. Peau sèche. Réflexes faibles. Quelques jours après son entrée, la catatonie est plus nette. Quand l'infirmier cesse de diriger ses mouvements, il reste là dans la position où on l'a laissé, la cuiller à mi-chemin entre son assiette et sa bouche. Le liquide céphalo-rachidien est clair et ne contient pas de lymphocytes.

Au printemps de 1903, il sort de cet état de stupeur et s'excite, il est loquace, tient des propos incohérents sur un ton vif et animé ; fausses reconnaissances, il prend pour son son frère et sa sœur ses voisins de lit, il est désorienté dans le temps, il est à l'asile depuis deux ans. Cette période dure environ dix-huit mois.

Il s'améliore, devient moins turbulent et travaille en 1904-1905. On ne signale que des menaces d'évasion pour aller travailler, dit-il, de son ancien métier et gagner sa vie ainsi que celle de sa mère. A la fin d'octobre 1905, il est calme et peut sortir avec l'apparence de la guérison complète qui dure un an.

A vingt et ans, en mars 1906, nouvel accès de dépression mélancolique avec stupeur, catatonie et mutisme. Dermographisme. Peau moite. Extrémités congestionnées. La stupeur est incomplète, il mange de lui-même, ne gâte pas, fait quelquefois son lit seul et se promène de temps à autre, il refuse de comprendre, de répondre et de parler. En août 1906, il sort de sa stupeur et menace de s'évader : il est calme et commence à s'améliorer. Guérison à la fin de l'année.

En juin 1907, il est toujours calme et se rappelle bien ce qui s'est passé pendant ses crises, il est opéré d'une hernie inguinale droite le 21 juillet. Après un certain temps de repos, il travaille à la buanderie, il est très bavard et très gai. Il s'évade en mai 1908 et n'est pas réintégré.

Il travaille dix mois comme infirmier à Broussais, puis dans différents hôpitaux. Nombreux excès alcooliques. Il aurait fait de la prison à Versailles et à Vincennes pour un motif inconnu.

Il est arrêté pour avoir bousculé deux femmes et leur avoir fait des gestes obcènes, puis mené à l'infirmerie spéciale et ensuite à Vaucluse en août 1910 (vingt-quatre ans). Il est excité, loquace et gai, tient des propos incohérents et les accompagne d'actes inattendus. Il raconte des histoires absurdes où il a toujours le beau rôle et se vante niaisement. Il se calme en septembre et raconte que pendant sa dernière période de liberté, il buvait beaucoup de vin et de rhum. A l'heure actuelle, le malade est en voie d'amélioration et s'occupe au quartier. Aucun signe d'affaiblissement intellectuel. Il a vingt-six ans.

OBSERVATION XXVII

Hérédité maternelle. A seize ans excitation maniaque débutant par un signal-symptôme, calmée en quelques semaines, puis alternatives d'excitation et de dépression presque circulaires amenant trois internements à dix-sept, dix-huit et vingt ans. A vingt-trois ans, après même signal-symptôme, nouvel accès d'excitation maniaque, dure quelques mois. A trente ans, dernier internement après excès alcooliques, accès d'excitation maniaque. Interné à Vaucluse.

François M..., né le 2 février 1881.

Tante maternelle aliénée.

Débile. Il entre une première fois à la colonie de Vaucluse, à seize ans, en février 1897, après avoir cherché à se préci piter sous les roues d'un tramway à deux reprises différentes. Il est très excité, très violent et présente du désordre des idées et des actes. Dans le service, il est agité, inquiété par des préoccupations hypocondriaques assez intenses pour amener des idées de suicide suivies de deux tentatives. Son agitation dure tout le printemps, il est turbulent et querelleur, par moment il se déshabille et va s'accroupir dans une attitude de prière, le dos appuyé contre la porte de l'infirmerie. Il tient des propos incohérents et son attention ne peut être fixée ; il ne répond pas aux questions, mais continue à chanter et à crier. L'angoisse augmente. Pendant l'été, il s'améliore beaucoup et sort avant guérison, sur la demande de ses parents, le 14 octobre 1897.

Dans sa famille, après une période de calme relatif, il

traversé une série d'alternatives d'excitation et de dépression qui nécessitent un nouvel internement, du 24 décembre 1898 au 14 août 1899. Il sort de nouveau, puis étant toujours tantôt agité et tantôt déprimé, est interné du 11 novembre 1899 au 17 juin 1900.

Quatrième internement de janvier à mai 1911. Il ne se rappelle plus, peu après, de l'état d'excitation avec cris, chants, turbulence dans lequel on l'a amené à l'asile. Il se calme vite, travaille assez bien et peut sortir le 27 mai 1901.

Rentré chez lui, il travaille comme manœuvre puis comme maçon. Il se marie au début de 1903. En juillet 1904, cinquième internement, il est toujours excité, a des hallucinations et commet des extravagances sur la voie publique : il veut toujours arrêter les automobiles et le tramway. Il sort amélioré le 2 décembre 1904 et retravaille comme maçon. En 1906, il a une petite fille qui a maintenant quatre ans et est bien portante.

Il rentre à Vaucluse pour la sixième fois en janvier 1911. Il est encore arrêté dans des conditions semblables : extravagances et scandales sur la voie publique, avec refus de s'expliquer. Attitude hostile. Réactions coléreuses. A l'infirmerie spéciale, il refuse de s'alimenter, il est toujours très irritable. Alcoolisme possible. Au point de vue somatique, stigmates de dégénérescence, emphysème, albumine dans les urines (o gr. 50 par litre). Quand il se calme, on l'emploie à des petits travaux au quartier, il est au régime déchloruré.

En mars 1911, comme on lui change ce régime, nouvelle crise d'excitation, il invective les gens qui passent en chemin de fer : en même temps l'albuminurie qui avait diminué à augmenté un peu.

A l'heure actuelle, calme, il a trente ans. Encore interné à Vaucluse, mais il est sur le point de sortir de l'asile.

Les malades de ces cinq observations sont des héréditaires, hérédité directe et double chez trois d'entre eux, paternelle ou maternelle seulement chez les deux autres. Les psychoses et l'éthylisme sont les tares les plus fréquentes des parents et nous retrouvons ces familles d'aliénés dont nous parlons ailleurs : la plus typique est celle-ci : une bisaïeule, une grand'-tante, une tante paternelle sont morts internés, le père est alcoolique : malgré que la mère soit indemne, douze des enfants meurent jeunes, le treizième est le malade, les quatre autres sont en bonne santé. Deux fois, nos périodiques sont fils de parents âgés au moment de la conception : dans l'observation XXIV, le père avait cinquante-six ans et la mère quarante-huit ans ; tous deux étaient un peu nerveux, mais aucune tare sérieuse n'était signalée et d'ailleurs le frère aîné du malade né quand les parents étaient plus jeunes est un individu normal.

De même dans l'observation XXVI : le père avait soixante-huit ans et la mère quarante-deux, mais ici l'alcoolisme et vraisemblablement la syphilis viennent assombrir le pronostic de l'avenir de toute la descendance : 3 enfants meurent en bas âge de méningite, la mère fait une fausse couche de cinq mois, une fille mariée est normale, mais un fils a le caractère difficile et l'autre est le malade.

Les observations ne nous apportent pas de rensei-

gnements sur la naissance et la vie de nourrisson de
ces enfants.

Ils se répartissent, à proportion à peu près égale,
en débiles et enfants normaux.

Les intoxications acquises antérieures à l'apparition de la maladie sont fréquentes : trois étaient
déjà des alcooliques avant quinze ans, âge au-dessous duquel aucun accès maniaque ou mélancolique
n'est noté dans nos observations.

Quant aux causes occasionnelles et déterminantes
qui précèdent immédiatement l'accès, nous ne nous
lancerons pas dans une discussion au sujet de leur
rôle et nous nous bornerons seulement à constater
leur fréquence.

Notre premier malade a eu 3 crises d'excitation
de quinze à dix-huit ans. Le surmenage, l'éthylisme,
l'émotion de la mort de son père furent suivis d'une
période de dépression, au cours de laquelle il con-
tracta une pleurésie droite : pendant celle-ci, il passa
de la dépression à l'excitation et guérit au bout d'un
mois environ. Le surmenage est encore évident avant
le deuxième et le troisième accès, compliqué pour
ce dernier de l'intoxication par le tabac et d'un éri-
sypèle.

Dans l'observation XXVI, on trouve l'ivresse au
début du deuxième accès : au moment du quatrième,
des habitudes alcooliques avaient été contractées, et
il est probable qu'elles existaient peut-être déjà avant
l'accès antérieur. Les intervalles entre les accès dimi-
nuent au fur et à mesure de l'évolution de la maladie.

Chez notre troisième malade nous retrouvons l'alcoolisme avoué avant le premier et le quatrième accès. Le premier accès a lieu à quinze ans : l'année suivante, il est suivi de deux autres, puis trois ans se passent sans délire et les deux derniers accès sont séparés par un an d'intervalle.

A dix-huit ans, après des excès alcooliques éclate le premier accès de l'avant-dernier malade : il est très long puisqu'il dure un an et demi ; il débute par de la dépression avec stupeur catatonique suivie d'excitation et l'on pense d'abord à la démence précoce. Deux ans après nouvel accès semblable au premier mais avec stupeur moins profonde. Puis nouvel intervalle de deux ans et accès d'excitation maniaque après des excès alcooliques.

M... a eu trois crises, une chaque année de seize à dix-huit ans avec des alternatives d'excitation et de dépression, puis une année se passe sans crise, il en a une quatrième à vingt et deux ans après une cinquième à vingt-deux ans, sans cause apparente pour aucune de ces crises. Après six ans pendant lesquels il mène une vie presque normale, adéquate à ses aptitudes de débile, il a un dernier accès à trente ans. Mais ici on retrouve l'alcoolisme et l'examen des urines montre o gr. 5o d'albumine par litre. A Vaucluse même nous assistons à une oscilation de son état mental parallèle au degré d'intoxication de son organisme : il s'excite à nouveau en même temps que l'albumine augmente dans ses urines. Chez lui enfin un signal-symptôme presque constant annonce la venue des troubles délirants, il se précipite dans la rue au devant des tramways et des voitures et tente de les arrêter. Les deux derniers malades internés à Vaucluse sortiront prochainement.

Si donc nous résumons les intoxications, les infections, les émotions qui peuvent être invoquées comme causes occasionnelles par les partisans de celles-ci, nous trouverons à la première place l'alcoolisme aigu ou chronique, puis le tabac. Le surmenage peut être considéré comme agissant par auto-intoxication ; de même l'auto-intoxication d'origine rénale, dont nous avons vu les effets d'une façon si frappante, semble devoir aussi être regardée comme un facteur important. Enfin, parmi les infections rappelons la pleurésie droite et l'érysipèle avec laryngite et joignons-y les émotions que nous avons notées au passage.

Ces faits paraissent en rapport avec la fréquence des accès et leur apparition plus ou moins hâtive. En outre, l'apparition des symptômes de dépression, principalement de la stupeur, semble annoncer des accès de durée plus longue et de pronostic plus incertain, du moins au début.

En résumé :

1º Ces malades sont des héréditaires ;

2º Les uns sont des débiles intellectuels ou moraux, les autres des enfants normaux ;

3º Les intoxications, infections, émotions influencent l'apparition et le retour des accès.

CHAPITRE III

Psychoses chroniques

OBSERVATION XXVIII

*Pas d'hérédité. Idées vagues de persécution à l'école. Se
précisent avec l'âge. Idée de suicide à seize ans. A vingt
ans interprétations délirantes. Interné à Cadillac.*

Charles D..., né le 24 février 1886.

Pas d'antécédents héréditaires.

Fils unique. Chorée à six ans. A l'école il travaillait bien,
mais s'imaginait déjà que ses camarades lui en voulaient. Il
en sort à treize ans et demi avec son certificat d'études, travaille ensuite pendant deux mois chez un pharmacien qui le
congédie parce qu'il oublie tout ce qu'on lui dit, puis chez un
emballeur. Il est toujours choréique. Ses idées de persécution
se précisent et il accuse un camarade d'atelier de lui en
vouloir. Pour prévenir une attaque de sa part il lui écrit
« qu'il va le suriner ». Il lui donne effectivement un coup de
couteau quelque temps après. Chez lui, on trouve dans un
tiroir toute une série de déclamations politiques sur l'affaire
Dreyfus.

D... entré à la colonie en mai 1902, à seize ans. Dans le
service il est un peu turbulent et travaille bien, mais ses

idées de persécution ne le quittent pas : il est très réticent et déclare seulement un jour, à sa mère qui vient le visiter, qu'il en a assez et se noiera bientôt. Il se tient bien pendant une permission de huit jours en juillet 1902.

Il passe à l'asile en février 1904 : son caractère est toujours inquiet et défiant : il est taciturne, tend à s'isoler et ne se lie avec aucun de ses camarades. Il sort le 27 décembre 1906, un peu amélioré, mais non guéri (il avait alors vingt ans). Chez lui, il est incapable de se diriger et de travailler avec suite : il s'excite et casse la vaisselle, en lance les débris à la tête de sa mère et menace de mettre le feu. A la maison et dans la rue il a de nombreuses interprétations délirantes. Son état mental tend à baisser : le caractère devient très irritable.

Il rentre à Vaucluse en mai 1907. On ne signale rien en dehors de la difficulté de son caractère et de deux évasions pendant 1908. Après la seconde il est rentré de lui-même au quartier. Il est transféré à Cadillac le 9 novembre 1908.

A Cadillac, il se tient généralement mal : il est bizarre, s'isole volontiers, se montre irascible et dominateur, tracassier, volontiers agressif et violent. Les interprétations délirantes semblent continuer, mais il est de plus en plus réticent à ce sujet. Les mois de juillet, août, septembre 1909 se passent de même, sauf que l'on peut observer une période de dépression légère, mais cependant nettement marquée. Elle persiste les mois suivants, traversée de quelques phases de surexcitation.

Il tend à s'améliorer depuis quelque temps et il est plus sociable, moins querelleur et taquin. Il demande même à s'occuper du jardin, ce qu'il fait régulièrement jusqu'à ces temps derniers. On ne constate pas un affaiblissement appréciable de l'intelligence. Il a vingt-cinq ans.

OBSERVATION XXIX

Hérédité double. Débile. A seize ans premières interprétations délirantes amenant un état de jalousie exacerbé à l'occasion d'excès alcooliques. Réactions dangereuses. Interné à Vaucluse.

Jacques D..., né le 10 septembre 1877.

Père alcoolique, buveur d'absinthe (18 par jour). Mère très nerveuse.

C'est un débile sur lequel on n'a pas de renseignements avant le premier internement en août 1893, à seize ans. Il est alors très excité et fait montre de nombreuses perversions instinctives. Il tient des propos incohérents et absurdes parm lesquels on démêle des idées de persécution. Onanisme. Il refuse de travailler à l'école et est grossier avec les infirmiers. Il sort amélioré le 5 avril 1894.

Il mène, après sa sortie de la colonie, une vie très misérable, surtout quand il est domestique dans une ferme de la Creuse. Il ne peut rester longtemps dans la même place et bat sa mère lorsqu'elle lui fait des observations. Alcoolisme.

En 1899 il se marie, tout va bien au début, puis il se montre jaloux et inquiet En 1900, après de nouveaux excès alcooliques, il est extrêmement excité, bat sa femme qui s'enfuit du domicile conjugal et veut violer sa mère. A la suite de cette crise, il est interné pendant neuf mois à Ville-Evrard.

Nouvelle crise en 1903. Sa femme, pour échapper à sa

brutalité, se jette par la fenêtre. Il se calme au bout de quelque temps, mais est toujours jaloux.

En 1907, il ne veut plus voir ni sa femme ni ses enfants : tous se sont légués contre lui pour l'empoisonner, et il n'est pas le père de ses enfants.

En 1910, il frappe d'un coup de pied au ventre sa femme enceinte de huit mois et provoque un avortement. A la suite de cette affaire, il s'enferme chez lui, ne répondant plus aux personnes qui frappent à sa porte, refusant de se rendre aux convocations du commissaire.

Les dernières crises sont comme la première, consécutives à des excès alcooliques. Affaire médico-légale : à la suite d'un rapport du Dr Vallon concluant à la non-responsabilité, il est interné à l'asile de Vaucluse le 24 octobre 1910 à trente-trois ans.

Il accuse sa femme de paresse, de mauvaise conduite et de violences à son égard. C'est pour se défendre contre ses brutalités qu'il lui a donné le coup de pied qui a provoqué l'avortement de huit mois. Très content de lui-même il ne reconnaît pas qu'il a pu avoir des torts et se croit persécuté par tout le monde. Quant à sa mère il lui en veut aussi et si elle l'a fait interner à la colonie, c'est qu'à cette époque elle était en mal d'enfants.

A l'heure actuelle il raconte que sa femme l'a menacé de le faire tuer. Elle est aidée et « pratiquée ». Elle criait à l'assassin bien avant qu'il l'ait touchée. Elle fait la noce, l'insulte et le bat. Sa mère se met toujours avec sa femme contre lui, il est réticent et très débile (trente-trois ans).

OBSERVATION XXX

*Hérédité maternelle. A seize ans dépression mélancolique
avec idées hypocondriaques, ne guérit pas. A dix-sept ans
idées d'auto-accusation accompagnées d'anxiété très
vive. Onanisme. État passé à la chronicité. Mort de
méningite aiguë à dix-huit ans.*

Louis G..., né le 22 décembre 1884.

Mère et famille nerveuses.

Il sort de l'école à treize ans, en 1897. Il n'a pas eu son certificat d'études parce qu'il était malade au moment de le passer. Il sait couramment et correctement lire, écrire et compter. Nombreux emplois dans des maisons variées.

Depuis septembre 1900, il ne travaille plus parce qu'il est trop faible : il n'est plus lui-même, il a perdu sa personnalité et ce n'est pas lui qui parle : il voudrait faire le bien et on lui fait faire le mal, mais on ne peut rien lui reprocher.

Depuis cette époque il a également des mouvements choréiformes et son excitabilité nerveuse est augmentée.

On l'arrête en avril 1901, au moment où, au Bois de Boulogne, il se regardait la poitrine où il avait, disait-il, des points de côté ; il est très réticent, ne veut rien répondre et ne cherche qu'à s'évader. Il proteste contre son arrestation en disant « Dieu seul est le maître ». Il est mené à l'infirmerie spéciale, puis à Vaucluse. Il a alors dix-sept ans, quand on l'interroge, il se met à pleurer et à gémir sur son sort, il n'a jamais eu de chance. Il rentre à Vaucluse pour une maladie de cerveau qui est cause de fréquents maux de tête, il ne peut plus travailler parce qu'il n'a plus de force.

Il est inquiet, son pouls est rapide, il se plaint de palpitations et de sensation d'étouffement.

Depuis trois ans il n'est plus lui-même et il n'a plus sa raison. C'est bien sa faute si sa mère souffre aujourd'hui. C'est parce qu'il a abusé de lui-même. Ces idées d'auto-accusation s'imposent à son esprit et il ne peut plus penser à autre chose. Il n'a ni cauchemars ni hallucinations. L'éréthisme génital est intense, il se masturbe continuellement et fait des tentatives d'exhibitionisme.

Cet état tend à s'aggraver sans rémission.

En août 1901, le malade est confus et très sale : il gâte, crache par terre à l'endroit où il se trouve et se masturbe continuellement. Par moment, il se précipite sans raison aux cabinets et revient à son lit en faisant claquer les portes. Il est toujours inquiet et agité. Ses idées délirantes persistent. On le transfère à Breuty-la-Couronne le 2 décembre 1901.

Quelques jours après il est pris subitement d'une agitation très violente et refuse de s'alimenter. Quand la surveillance cesse, il se frappe la tête contre les murs avec une extrême violence. En janvier il est toujours très agité et présente quelques accidents méningitiques. Il meurt de méningite aiguë le 12 janvier 1902 à dix-huit ans.

OBSERVATION XXXI (Résumée)

Hérédité des deux côtés. Déjà interné à quatorze ans. Puis accès de dépression mélancolique à dix-sept ans. Rechute après amélioration passagère. Idées hypocondriaques, mélancoliques et de négation. Suicide. Fugues. Interné à Ville-Évrard.

Maurice V..., né le 8 avril 1883.

Père débile. Oncle paternel suicidé. Deux grand'tantes

chacune des deux périodes de douleurs abdominales.

La ponction lombaire a été pratiquée trois fois : le 29 avril, à l'entrée, le 5 mai, après la première crise convulsive, le 26 mai, après la deuxième crise douloureuse abdominale. En voici les résultats :

29 avril. Le liquide est clair, avec une légère fluorescence. La tension ne paraît pas augmentée. L'albumine y est très notable. On trouve en moyenne 8 éléments par champ d'immersion, souvent jusqu'à 10 ou 11. Ces éléments sont surtout des lymphocytes, mais un tiers au moins, sont des polynucléaires. En somme, réaction inflammatoire aiguë.

5 mai. Le liquide est nettement hématique, uniformément coloré pendant toute la durée de la ponction. On retire environ 20 cc. L'écoulement lent au début, s'accélère vers la fin. Après centrifugation, on sort un fort culot hématique. Le liquide est fortement teinté de jaune. Le liquide contient environ 7 gr. 5 de NaCl et 4 gr. 40 d'albumine par litre.

Au microscope, au milieu des globules rouges, on voit de 20 à 30 lymphocytes par champ, un nombre à peu près égal de gros mononucléaires et des polynucléaires peu nombreux. La réaction est donc 4 fois environ plus intense que le 29 avril.

26 mai. Liquide clair, jet faible. Le culot est à peine visible. On trouve 4, 6, 10 lymphocytes par champ, 7 à 8 en moyenne, 1 à 2 polynucléaires, çà et là quelques gros mononucléaires. La réaction persiste, mais tend à s'atténuer. En dehors de l'hémorragie méningée, la ponction a révélé une réaction aiguë péricentrale. Cette réaction très sensible déjà avant l'apparition des crises.

OBSERVATION XXIX

(Œttinger, In Mosny et Malloizel, *loc. cit*)

F..., 24 ans, entre le 16 février 1904, salle Delpech, à l'hôpital Broussais, dans le service du Docteur Œttinger, pour des douleurs abdominales s'accompagnant de vomissements.

A l'heure actuelle, il a vingt-sept ans, il n'est désorienté ni dans le temps, ni dans l'espace. Assez réticent, il ne confie pas volontiers ses idées délirantes. Il a l'air triste et préoccupé : ses sourcils froncés forment l'ω mélancolique, mais il semble assez actif et répond aux questions d'une voix assurée et pas trop plaintive. « Il faudrait, dit-il, éclaircir un mystère pour comprendre mon état. — Quel mystère ? » Pas de réponse. Par moments, il écoute si on l'interroge alors, il dit : « Ce ne sont pas d'autres voix que les vôtres que j'entends. » Pourtant, il était tourné du côté opposé et prêtait attention.

Il n'est pas très sûr que le monde existe. Ses parents, sans doute, il les aimerait. Mais sont-ce bien ses parents ? Il est ici, est-ce bien sûr, peut être qu'il n'y est pas. L'idée de sortir de l'asile lui est indifférente : il ne semble penser qu'au suicide qu'il tente chaque fois qu'on diminue la surveillance. Pas de catatonie ni de signes de démence précoce. Comme il a toujours été très débile, il est difficile de faire la part de l'affaiblissement intellectuel congénital et de l'affaiblissement acquis. En dehors de ses réactions mélancoliques, telles que idées et tentatives de suicide, ce sont surtout ses idées de doute portant sur le monde et sur lui-même qui frappent à l'examen : ces idées paraissent durer depuis le début de l'affection et c'est sur ce délire de doute que se seraient greffées les idées hypochondriaques et mélancoliques.

OBSERVATION XXXII

*Hérédité maternelle. Terreurs nocturnes et tendances mys-
tiques. Dépression mélancolique à dix-huit ans : idées de
négation mystiques et hypochondriaques. Onanisme.
Troubles du caractère. En liberté.*

Henri G...., né le 1er décembre 1879.

Père bien portant, tailleur de pierre. Mère morte à vingt-
deux ans, tuberculeuse et alcoolique. Deux frère et sœur bien
portants.

Étant enfant, il était sujet à des terreurs nocturnes : il était
intelligent, à tendances plutôt mystiques : à sept ans, il faisait de longues prières, à treize ans, il voulut être prêtre,
mais on l'a renvoyé du séminaire parce qu'il n'avait pas sa
tête à lui. Onanisme.

Il entre à la colonie en juillet 1897 à dix-huit ans. On note
alors des tendances mystiques et des préoccupations d'ordre
métaphysique qui ont déjà le caractère des idées de négation. Nombreux stigmates de dégénérescence et perversion
du goût. Il mange ses matières fécales.

Cet état ne se modifie guère jusqu'en mai 1900, époque à
laquelle il commence à s'améliorer. Les facultés intellectuelles sont normales et non affaiblies, l'amélioration continue et en mars 1901 il travaille à l'économat. Les idées de
négation et de doute sont nettes : sa moelle épinière n'est plus
en place, son crâne est vide et ne contient plus de cerveau. Il cesse le travail en juillet 1902 : léger état gastrique,
langue saburrale, pupilles dilatées. Quelque temps après, il

se rend bien compte qu'il a été malade et se regarde constamment dans la glace pour voir si sa physionomie ne changeait pas. Pertes séminales. On le fait travailler au quartier où il est docile et doux, mais ses idées persistent ; son cœur s'arrête et ne bat plus ; de temps à autre elles se colorent d'une teinte mystique. En août 1906, il n'est plus mystique, mais se plaint de son cœur, par moments, il est excité, crie et gesticule.

En janvier 1907, il est toujours poursuivi par ses idées hypochondriaques, il est bien malade et cherche à se faire remarquer comme tel par les personnes étrangères à l'asile. Sa belle-mère le prend en permission, à l'essai, et il se montre très désagréable avec elle.

Néanmoins elle le réclame et il sort le 31 janvier 1908 à vingt-neuf ans.

Il reste dans sa famille pendant plusieurs mois, après sa sortie de l'asile, puis on le place comme homme de peine pour faire des courses dans plusieurs maisons, notamment chez un orfèvre. Il n'a jamais été bien normal pendant tout ce temps. Mais il n'avait que quelques petites manies qui pouvaient passer inaperçues. Depuis deux mois environ, son caractère est devenu beaucoup plus pénible : il fait des scènes continuelles à sa belle-mère, se tient mal et néglige de s'habiller. Il a conscience de son état et de ses actes et regrette sa conduite envers sa belle-mère, si bonne pour lui. Il a changé continuellement de place tous ces temps-ci et il est, à l'heure actuelle sans travail.

G..., manque absolument de volonté et il se laisse très facilement entraîner, une femme gagne sa confiance et le vole ; il boit de l'absinthe, bien qu'il sache parfaitement que cela lui fait du mal.

Sa physionomie est inquiète : en arrivant devant sa maison, on le voit regarder par la fenêtre ; il est débraillé et mal soigné, il a l'air de chercher à sonder un mystère. Si on l'interroge, il répond : « Est-ce que je n'ai pas le droit de regarder », force ceux qui lui résistent et retourne à sa fenêtre.

Quand il est couché, il fixe le plafond avec le même air absorbé. C'est pour lui une nécessité de regarde en l'air : au bois de Boulogne il a été arrêté par des agents au moment où un automobile allait l'écraser, souvent il a buté contre des obstacles qui ont amené sa chute. Dans les rues de Courbevoie, les gamins, attirés par son attitude étrange, le suivent en bande et les commères sortent pour le voir passer sur le pas de leur porte. Il marche comme dans un nuage, tête nue, en ayant l'air de poursuivre une chimère.

Tous les jours, aux mêmes heures, il fait les mêmes choses, il a toujours la même posture, dans le même coin, il s'appuie à la fenêtre toujours de la même façon. Sa belle-mère trouve que ses facultés intellectuelles ont baissé. L'attitude du malade examiné chez lui un peu par surprise a rendu impossible tout examen physique. Il a trente et un ans.

OBSERVATION XXXIII

Hérédité des deux côtés. A dix-huit ans accès de dépression mélancolique avec idées hyponchondriaques et mystiques, s'améliore, mais passe néanmoins à la chronicité. Interné à Breuty-la-Couronne.

André L..., né le 14 février 1876.

Père aliéné, mère débile.

Toujours profondément débile, il n'a jamais été comme les autres enfants. Il entre à la colonie en décembre 1894, à dix-huit ans dans un état de dépression mélancolique avec idées hypochondriaques et mystiques. Il est calme et taciturne et cherche à s'isoler dans son coin, ne répond pas aux questions qu'on lui pose et ne se livre à aucun travail. Stigmates de dégénérescence. Il passe à l'asile, en raison de son âge, le 27 juillet 1899 : s'améliore un peu, mais en 1901, à vingt-cinq ans, il présente un nouvel accès de mélancolie. Quand on lui demande la cause de sa tristesse, il répond : « Je suis dans mes pensées, je pense qu'on m'a volé trois sous et je ne sais pas pourquoi ». Les réactions sont absolument disproportionnées avec cette cause de tristesse. Il est inerte et immobile dans un coin de la cour. Onanisme. Il n'a plus d'idées mystiques.

Il est transféré à Breuty-la-Couronne le 2 décembre 1901. Au point de vue mental, il est toujours dans le même état à l'heure actuelle. Au point de vue physique, craquement aux deux sommets. Les idées mystiques ont disparu, mais le fond mélancolique du malade est constant. Nous ne savons pas s'il a présenté à un moment donné des idées de négation.

Les malades atteints de psychoses chroniques ont été réunis dans ce chapitre quel que soit le contenu de leur délire : idées de persécution ou idées mélancoliques qui ont d'ailleurs un fond commun, l'état pénible de la cœnesthésie. La plupart des observations porte sur un temps assez long et la marche de l'affaiblissement intellectuel, quand il existe, n'y a point été si rapide que nous puissions en faire des démences précoces.

Tous sont des héréditaires. L'hérédité est directe et double chez trois, directe et maternelle seulement chez deux autres, chez un sixième, elle n'a pas pu être retrouvée. L'alcoolisme, les névroses, les psychoses sont toujours les facteurs principaux. Dans un cas, la mère tuberculeuse et éthylique est morte peu après la naissance. Une famille de suicidés est représentée par un membre interné à Ville-Evrard, qui cherche les moyens de mourir aussitôt que la surveillance se relâche tant soit peu : les deux grand' tantes paternelles se sont suicidées, l'une en se jetant dans un puits, l'autre en se laissant mourir de faim, un oncle paternel s'est également tué, c'est un exemple intéressant d'hérédité similaire.

Les intoxications acquises sont rares. Dans l'observation XXIV seule, l'alcoolisme est évident au début des accès. Un malade s'est livré à l'absinthe, mais bien après le début de sa maladie.

Dans le passé pathologique de ces enfants, on retrouve deux fois la chorée, une fois des accidents hystériformes et une autre fois des terreurs nocturnes chez un très jeune mystique. L'onanisme est extrêmement fréquent et nous sommes frappés de sa coïncidence avec les délires de couleur triste que les anciens auteurs avaient bien souvent remarqué.

Il serait intéressant de connaître les anomalies de caractère antérieures, puisqu'elles indiquent la

direction que tendront à prendre leurs idées quand
ils vont délirer. Un petit garçon inquiet et défiant
vis-à-vis de ses camarades d'école devient un persécuté ; un autre ajoute des idées mystiques, transitoires
il est vrai, à son délire hypochondriaque : très jeune
il s'était fait remarquer par sa ferveur religieuse.

L'établissement de la maladie est insensible, il y
a pour ainsi dire une période d'invasion qui se termine lorsque ces enfants cessent d'être supportables
dans leur milieu : ils entrent plus tard que les autres
dans les établissements spéciaux.

Le contenu des délires varie peu. Les idées ne disparaissent guère ; parfois elles sont voilées pour
réapparaître plus nettes à l'occasion. Les idées
mélancoliques ou hypochondriaques reposent sur un
fond de doute, d'inquiétude, qui est ici la manifestation essentielle de l'état pénible de la cœnesthésie.
Les sensations inconscientes qui renseignent sur
l'état des organes sont plus ou moins altérées et le
malade les traduit en disant qu'il n'a plus de cœur,
plus de cerveau ou qu'on a modifié ces organes. A
la période terminale de l'hypochondrie chronique,
cet état se traduira par des idées de négation plus
nettes encore ; mais il existe dès le début de la
maladie. Sa constatation serait d'un pronostic assez
grave. Les idées mystiques viennent fréquemment
modifier l'aspect clinique, mais elles n'ont qu'une
place de second ordre et peuvent disparaître.

Les hallucinations sont très rares. Les interprétations délirantes sont par contre fréquentes surtout

dans la première catégorie de nos malades : les persécutés.

Malgré ces excès éthyliques, l'enfant, dont l'observation porte le numéro XXIV, n'a jamais eu d'hallucinations.

L'alcool s'est borné à modifier son caractère en accentuant ses tendances jalouses jusqu'à les rendre pathologiques.

A l'heure actuelle, presque tous ces malades sont internés : l'un est mort, en plein délire, de méningite aiguë à Breuty-la-Couronne ; un autre est libre, mais impropre à la vie sociale, ne pouvant plus trouver à gagner sa vie, ayant une existence à part dans le coin de banlieue où il habite, où les enfants le poursuivent et où les voisins le considèrent comme « le fou ». D'un jour à l'autre, il va retourner à l'asile.

Les autres se présentent à peu près tous de la même façon : ils vivent dans les quartiers où ils sont hospitalisés, impropres à rendre service, ne réagissant pas, souvent gâteux et malpropres, mais un examen plus approfondi montre que l'affaiblissement intellectuel est léger et souvent n'existe même pas.

En résumé :

1° Les malades sont des héréditaires plus ou moins débiles ;

2° Les hétéro-intoxications sont rares, les troubles nerveux sont souvent notés dans les antécédents personnels : chorée, hystérie, impressionnabilité exagérée, de même les troubles du caractère ;

3° Les hallucinations sont très rares, les interprétations délirantes sont fréquentes surtout chez les persécutés ;

4° Les malades sont impropres à toute vie sociale et ne peuvent même pas mener l'existence des travailleurs d'asile.

CHAPITRE IV

DÉMENCES PRÉCOCES

OBSERVATION XXXIV

Hérédité des deux côtés. Délire polymorphe à dix ans : idées mystiques, mélancoliques et de persécution avec troubles psycho-sensoriels. Pas de rémission. Interné à Breuty-la-Couronne.

Jules A..., né le 9 novembre 1880.

Grand-mère maternelle éthylique. Mère hystérique. Une sœur aurait été mélancolique à sa formation, à treize ans. Père éthylique.

Peu intelligent.

La maladie débute en 1890 par des cauchemars terrifiants. Une femme traversait le mur et cherchait à le piquer. Il avait alors dix ans. Il travaille dans de nombreuses maisons qu'il abandonne lorsqu'il est sous l'empire de ses idées délirantes, mystiques ou mélancoliques. Il sera damné, il devient fou : il chante des psaumes qui alternent avec des divagations mystiques. Il veut mourir pour expier ses péchés et aller retrouver le bon Dieu. Réactions violentes par intervalles.

Il entre à la colonie le 31 mai 1898 à dix-huit ans à la suite

J. Vinchon

de tentatives de suicide qui l'avaient amené à l'infirmerie spéciale du dépôt.

Dans le service, **A…** est toujours agité, il veut sauter par les fenêtres pour s'enfuir à travers champs ; il reproche aussi à ses camarades d'avoir tué Jésus-Christ.

Dans les années suivantes la déchéance intellectuelle et morale apparaît et tend à progresser. En 1901, à vingt et un ans, il est très confus dans ses paroles et dans ses actes ; des bribes de ses idées mystiques persistent : Satan lui apparaît et entend ses paroles.

Le 2 décembre 1901, il est transféré à Breuty la-Couronne. On le considère alors comme un débile, tendant vers la démence précoce. Il est au moment du transferement dans une période d'excitation légère avec incohérence dans les idées et dans les actes, rire niais, impulsions, etc… Des hallucinations visuelles se rapportent à une dame blonde vêtue en noir.

Les certificats de Breuty mentionnent les mêmes symptômes ; depuis l'état reste stationnaire, le malade est dangereux à cause de ses impulsions assez fréquentes ; il est taquin et se plaît à provoquer les autres malades. La plupart du temps, il reste indifférent : aucun signe de vie affective, il est muet, ne réclame jamais rien à la visite et rit sans motif et niaisement. Hallucinations de la vue et de l'ouïe, catatonie. Par moment il s'excite pour retomber bientôt dans son état de stupeur, il a trente ans.

OBSERVATION XXXVI

*Débile avec lourds antécédents personnels. Troubles du
caractère. Délire polymorphe à seize ans : idées ambitieuses et de persécution. Passage à la chronicité. Depuis
deux ans, tendance à la rémission. Interné à Vaucluse.*

Jean B..., né le 6 août 1893.

Père et mère bien portants : sept enfants dont six vivants
et cinq normaux.

Le malade est venu au monde le premier d'une grossesse
gémellaire dont l'accouchement fut laborieux. Sa sœur
jumelle est bien portante. B..., élevé par une nourrice fut
rendu à ses parents très chétif : il a toujours été arriéré ; à
l'école où il est resté quatre ans environ, il apprend à peine
à lire et à écrire un peu, et cela seulement vers l'âge de onze
ans, il n'a pas pu rester en apprentissage (cartonnier), il
ne parlait à personne, se sauvait constamment et rentrait à
la maison à demi mort de faim.

Il entre à la colonie de Vaucluse le 6 mars 1899 à seize ans ;
c'est un débile qui est au cours d'un accès délirant polymorphe à base d'idées ambitieuses et de persécution : au
début il est très excité et tient des propos incohérents ; « son
père n'est pas son père, il est né au détroit de Behring et
voudrait aller retrouver les sauvages ses frères » ; puis il
devient apathique et muet, son attitude est affaissée et triste,
il gâte et urine sous lui. On note de l'hémispasme glosso-
labié.

B... est transféré de la colonie à l'asile le 12 avril 1903, à vingt ans. La démence précoce semble alors probable. Il est apathique et indifférent, garde un mutisme presque absolu et se tient une partie de la journée assis ou couché dans la poussière, demeurant tête basse ou levant le nez pour regarder de côté en souriant d'une façon narquoise ou niaise ; à d'autres moments il tourne autour des pelouses. Il est malpropre et parfois gâteux. De temps à autre il attaque les autres malades par derrière et à coup de pierre en choisissant du reste ceux qui sont le moins aptes à riposter. Il présente de la catatonie et du négativisme. Comme signe somatique on note exagération des réflexes rotuliens et dermographisme. Fugue de caractère impulsif le 21 juillet 1904 alors qu'il se promenait dans le parc avec ses parents.

En décembre 1904, à vingt et un ans, son état ne s'est guère modifié : il mange seul, mais salement ; d'ailleurs, il est très malpropre, il passe tout son temps à se laver les mains dans les cabinets et à se moucher exprès dans sa veste. Il frappe ses camarades. Il se tient debout, la tête baissée et refuse d'ouvrir les yeux et la bouche, ne causant jamais ; il est inaffectif vis-à-vis de ses parents, sauf peut-être de sa sœur à qui il écrit quelques mots. La catatonie est moins nette ; mains rouges, violacées ; dermographisme.

En février 1906, la catatonie a disparu. Il est toujours malpropre et muet, se promène ou reste immobile, faisant incessamment le même geste d'élévation sur la pointe des pieds.

La catatonie ne reparaît plus, il est dans un état de confusion mentale chronique qui dure pendant 1907 et 1908. Au printemps de 1908, il s'améliore un peu et s'occupe à travailler au quartier, il sort avec ses parents et paraît gentil pour eux. Gestes et écritères stéréotypés, toujours pas de catatonié. Il lit, écrit et comprend bien ce qu'il fait. Même état à l'heure actuelle (vingt-sept ans).

OBSERVATION XXXVI

Délire polymorphe à treize ans : idées hypocondriaques, de persécution et de grandeur avec hallucinations. Sort à dix-sept ans, non guéri, meurt huit mois après de tuberculose.

Louis B..., né le 2 mai 1888.

Pas de renseignements sur les antécédents.

B... entre à la colonie en mars 1901, à treize ans, dans un état de dépression se traduisant par de vagues préoccupations hypocondriaques, crainte de la mort, etc... Il a en même temps des idées de persécution mal systématisées. Par moments son attitude induit à penser qu'il a des hallucinations : il écoute ou bien regarde fixement dans une direction donnée. Il se plaint des misères qu'on lui fait.

Pas d'idées de suicide.

Cet état se poursuit pendant quelque temps avec des alternatives d'excitation et de dépression, au cours desquelles apparaissent la catatonie, la suggestibilité, le négativisme. Les écrits sont incohérents et pleins de mots stéréotypés.

Au bout de quelque temps, le délire perd sa couleur triste, il devient indifférent et sourit niaisement quand on l'interroge.

Comme il est tranquille et que sa famille promet de s'en occuper spécialement, il sort non guéri le 28 août 1904. Le certificat constate à ce moment de l'affaiblissement intellec-

tuel appréciable, malgré le délire hallucinatoire auquel le
malade est alors en proie.

Il meurt huit mois après sa sortie : son état mental ne
s'était pas amélioré ; d'après les renseignements fournis par le
frère il présentait les symptômes de la tuberculose cavitaire.
Il avait dix-sept ans.

OBSERVATION XXXVII

Hérédité des deux côtés. Antécédents personnels. Alcoo-
lisme. A quinze ans, délire avec idées de persécution et
hallucination. Nombreuses fugues. Interné à Bicêtre.

Henri B..., né le 10 août 1885.

Père très buveur, brutal. Mère débile, présentant du strabisme. Un frère et une sœur en bonne santé. Deux frères
morts de fièvre typhoïde. Une sœur morte accidentellement.

La mère, alors qu'elle portait son fils, se trouvant au sep-
tième mois de sa grossesse est tombée d'une échelle de la
hauteur de six mètres sur le dos. L'enfant est néanmoins né
à terme. Il a eu sa première dent à sept mois et a marché à
treize mois, mais il a commencé seulement à parler à deux
ans et demi ; sa mère l'élevait au sein. Fièvre typhoïde avec
complications pleurales à huit ans.

B... a fait des études primaires médiocres : il était
paresseux et inapte au travail ; de plus, son caractère était
difficile, ombrageux et méfiant. Il se querellait et se battait
sans cesse avec ses camarades, se plaignait de ses maîtres.
Il a commencé à se masturber à l'âge de neuf ans ; depuis il
se masturbait tous les jours et souvent même deux fois.

Ayant quitté l'école à douze ans et demi, sans certificat d'études, il a vécu sans occupation pendant six mois, ne recherchant que la société d'un seul camarade débile et voleur, puis il a trouvé une place dans une imprimerie. Il y est resté un mois et trois semaines dans une autre. Il se battit avec un camarade qui lui cassa la jambe d'un coup de pied et à la suite de cet incident devint plus triste et plus inso.ciable.

B... fit ensuite un certain nombre de places, toujours instable, toujours exigeant, se considérant comme insuffisamment payé par ses patrons, fuyant la société de ses camarades qu'il méprisait, sauf quand il se prenait de querelle avec eux, manifestant en somme de vagues idées de persécution. Dès qu'il avait quelque argent à dépenser, il allait boire des spiritueux. Il quittait souvent la maison paternelle et ne rentrait qu'au bout de trois jours, sale et déguenillé. Il crut un jour que sa mère cherchait à lui nuire et et l'accusa d'avoir craché dans sa soupe. On le plaça à la colonie de Vaucluse le 10 mars 1900.

B..., qui avait alors quinze ans, paraissait être un enfant au-dessous de la moyenne : son intelligence était très médiocre, sa mémoire pourtant assez bonne. Il se rappelle bien ses souvenirs depuis sa sixième année. Il était halluciné de l'ouïe et du goût. Stigmates de dégénérescence : voûte palatine asymétrique et hypospadias. En outre il est atteint de blennorragie.

On le fait travailler au potager. Il se plaint fréquemment de l'hostilité des infirmiers à son égard : il est irritable et violent et il a gardé une haine très vive contre le camarade qui lui a cassé la jambe dont il se vengerait s'il le pouvait. Il s'évade le 1er mai 1900 de la cour des grands, se rend chez ses parents le 8 mai, puis va chercher du travail dans l'Aisne.

Il est interné une deuxième fois le 28 mai 1901. Il a alors seize ans. Très confus il ne se rappelle plus à quelle époque il est venu à la colonie, il croit avoir quatorze ans et ne sait pas depuis combien de jours il est interné. On a beaucoup de peine à fixer son attention et il se contredit à chaque instant dans ses réponses. La loquacité et le mutisme alternent chez lui. Son sommeil est agité, il a des cauchemars et voit des tombes dans le cimetière, notamment celles de ses frères ; des gens pleurent autour et sa mère se trouve parmi eux. Comme signes somatiques, il présente de l'inégalité pupillaire (gauche plus grande), de l'exagération des réflexes rotuliens et du tremblement fibrillaire de la langue.

Au bout de quelques jours B… est moins confus, exprime des idées vagues de persécution, se plaint encore de ses patrons, de ses camarades, de ses parents. Il continue à garder rancune au camarade qui lui a cassé la jambe.

Il s'évade de la cordonnerie avec un camarade, se rend à Paris, cherche du travail et rentre chez ses parents. Mais le certificat concluant à la réintégration, il est conduit à l'infirmerie spéciale le 23 juin 1901.

Interné pour la troisième fois le 29 juin 1901, il est toujours sombre et garde le silence. Il refuse de travailler sous prétexte que seul un travail de grand air lui convient. Tentative d'évasion le 15 octobre 1901 à la suite de laquelle il est transféré à Saint-Dizier le 28 avril 1902, ayant toujours l'idée de s'évader pour aller trouver du travail au dehors.

Il revient à Vaucluse le 7 février 1906. Il a vingt et un ans.

Le certificat mentionne : « Démence précoce hébéphrénique profonde, apathie continuelle, parfois excitation s'accompagnant d'hallucination de l'ouïe et de manifestations
délirantes vagues. » A son arrivée à Vaucluse, B... est
dément, il tient des propos incohérents, émaillés de néologismes. « Il sort de Vénus, je suis brocheté ; c'est la brochectation qui battait les fresques et qui m'en voulait. Je ne suis
pas d'une humeur froide pour vous causer. »

Ordinairement apathique, parfois il prend une chaise et la
fait tourner, « c'est la fantaisie, c'est la brochectation ». Signes
somatiques : dermographisme, exagération des réflexes tendineux, tremblement vermiculaire de la langue.

Il est transféré à Bicêtre sur la demande de ses parents le
30 octobre 1910, et il est actuellement dans le service du
Dr Riche qui a confirmé le diagnostic. Il a vingt-cinq ans.

OBSERVATION XXXVIII

*Hérédité paternelle. Délire similaire chez un frère. A dix-
sept ans délire polymorphe : idées mystiques et de grandeur avec hallucinations. Délire pendant sept ans, au
bout desquels il meurt de pneumonie caséeuse.*

Auguste C..., né le 24 mars 1877.

Père alcoolique. Un frère aîné, Louis, âgé de dix-sept ans,
en 1892, au moment de son entrée à Vaucluse, présentait alors
des troubles mélancoliques avec idées d'auto-accusation, de
persécution, et hallucinations de l'odorat et du toucher ; il
sentait des vapeurs de chloroforme qui pénétraient par les
fentes du plancher et il était électrisé. De temps à autre

crises de larmes quand il songeait à son impuissance devant l'être surnaturel qui était cause de tout. Son état s'améliore au point de vue mental, mais il meurt le 12 décembre de broncho-pneumonie.

Le malade est un débile qui présente depuis un an, au moment de son entrée, des accès d'excitation avec délire à prédominance d'idées mystiques et de grandeur, hallucinations de la vue et de l'ouïe, parfois crises de colère avec violences contre les personnes. Il veut aller au Paradis et voir l'archevêque de Paris pour entrer dans la maîtrise. Dieu lui a dit : « Seigneur, ayez pitié de moi. » On l'a pris aussi pour un anarchiste. Il débite tout cela sur un ton indifférent.

Il entre à la colonie en mars 1894 à dix-sept ans au cours d'un de ces accès. Cet accès n'est pas suivi de guérison et son délire passe à la chronicité. Au 13 novembre 1901, il est dans le service d'adultes de Vaucluse. Il a toujours ses idées mystiques et il entend des voix qui lui parlent la nuit. Ses facultés intellectuelles ont beaucoup baissé. Il est immobile dans son coin et refuse toute alimentation. Gâtisme par intervalles. Les réflexes patellaires sont exagérés.

En octobre 1901, il présente de la fièvre et un état gastro-intestinal grave. A l'auscultation on entend des craquements dans la fosse sus-épineuse droite, craquements auxquels succède un souffle tubaire.

Au 5 novembre, pneumocoques dans les crachats. Fièvre 40 degrés. Pouls 150 degrés. Légère amélioration au 8 novembre, suivie d'une rechute. Il meurt de pneumonie caséeuse le 13 novembre 1901 à vingt-quatre ans.

A l'autopsie lésions surtout à droite, grandes cavernes des

sommets, cerveau congestionné, méninges normales. Reins pâles. Foie gras.

OBSERVATION XXXIX

Hérédité des deux côtés. Frayeur à douze ans. Alternatives de dépression et d'excitation à quatorze et quinze ans avec idées vagues de persécution et de grandeur. Rémission de trois ans à dix-sept ans. Fugues. Interné à Vaucluse.

Henri-Charles C..., né le 20 janvier 1884.

Grand-père paternel mort aliéné. Père présente des stigmates physiques de dégénérescence. Grand-mère maternelle morte mélancolique. Mère déséquilibrée, alcoolique, morte d'une cirrhose atropique, deux sœurs en bonne santé.

Né à terme, il a été élevé au sein par sa mère. Bronchite à quinze mois. Fièvre cérébrale à cinq ans. Rétrécissement mitral congénital (?). Enfant très doux, calme et intelligent. Il est malmené par sa mère qui lui cause une frayeur très vive alors qu'il avait douze ans en 1896. Après cet incident, il se plaint de douleurs violentes dans la tête. Il devient triste et indifférent, évite de sortir et fuit ses camarades. Il perd l'appétit et son sommeil est troublé par des cauchemars terrifiants. Il guérit au bout de quelques semaines et rentre au lycée où il donne l'impression d'un bon élève.

En 1898 à quatorze ans il commence à se relâcher de son travail. Pendant quelques semaines il a un air hébété, se plaint que ses maîtres et ses camarades se moquent de son travail mais guérit cette fois encore.

En 1899, à quinze ans, nouvel accès de dépression mélancolique avec propos incohérents sur l'affaire Dreyfus. Il accuse son père d'avoir tué quelqu'un douze ans auparavant. Puis il se met à s'exciter, à tenir des propos sans suite où on décèle pourtant de vagues idées de persécution, impulsions, onanisme. Il sort après guérison le 20 octobre 1900 à seize ans.

Placé chez un agent-voyer, il le quitte pour un banquier, laisse de nouveau cette place au bout de quelque temps et reste chez son père où il s'enferme dans sa chambre refusant de se lever « car ses jambes ne peuvent plus le porter ».

Puis il s'excite, se met à sa fenêtre la nuit et déclame : il veut aller à l'église et il se sent bien capable de faire un roi..., il ne désire ni remerciements, ni honneur. S'il veut être roi, c'est pour que les choses aillent bien et remplir son devoir. On le ramène à Vaucluse le 16 février 1901 à dix-sept ans : il a une attitude affaissée, une physionomie hébétée. Il parle d'une voix éteinte et ne répond presque pas à l'interrogatoire. La catatonie est intermittente. Dans sa chambre, quand il est tout seul il s'excite, se lève, bondit sur son lit, gesticule et parle. Il se cache sous sa couverture aussitôt qu'il se sent observé. Nouvelle tendance à l'amélioration.

Cette rémission incomplète dure trois ans, de 1901 à 1904. Un moment même il va assez bien pour qu'on puisse l'envoyer en congé chez son père : il tente alors de se remettre au travail. Il y est d'abord assidu, puis devient vite paresseux et indifférent.

Il est transféré à l'asile le 21 novembre 1904, à vingt ans. On trouve alors noté : physionomie hébétée, dépression allant jusqu'à la stupeur. Apathie, indifférence, confusion mentale et mutisme presque absolu. Impulsions violentes, onanisme, catatomie et dermographisme.

Fugue de caractère démentiel le 15 décembre 1906. Il est toujours stupide, mais semble pourtant s'améliorer par moments. Cet état de confusion avec impulsions de plus en plus fréquentes dure tout 1905 et 1906. Il ne reconnaît plus sa belle-mère et mange des ordures. Il a pris l'habitude de vivre avec un autre malade dont il ne peut plus se séparer. En 1908 il devient impossible de fixer son attention. Il ne délire plus et se réoriente dans le temps et l'espace. Réflexes diminués. Analgésie cutanée.

En février 1909, il est très maigre, indifférent et gâteux. Agitation avec impulsions fréquentes suivies d'alternatives d'excitation et de dépression pendant toute l'année. Il est encore dans cet état à l'heure actuelle (vingt-six ans).

OBERVATION XL

Antécédents héréditaires des deux côtés et personnels. Délire à dix-sept ans : idées vagues de grandeur et hallucinations. Remission de trois ans, puis rechute, interné à Vaucluse.

Paul D..., né le 11 juin 1883.

Le père a dû quitter son métier de couvreur à cause de ses vertiges. Sa mère était nerveuse. Une de ses tantes est morte à Sainte-Anne. Il a un frère bien portant, porteur d'une hydrocèle congénitale. Après le malade, la mère a eu une fausse couche.

Sa mère a eu des ennuis et des fatigues pendant la grossesse. Il est venu au monde avant terme. Allaitement dans de mauvaises conditions. C'était un enfant paraissant normal au point de vue intellectuel, mais sa mémoire était mauvaise. Hydrocèle congénitale, comme son frère. Rougeole. Entérite.

Il obtient son certificat d'études à treize ans, puis il travaille comme clicheur et manie des alliages de plomb : il a alors des accidents de saturnisme : céphalées vespérales et constipation. A dix-sept ans, en mai 1900, il se plaint de maux de tête, de troubles de la vue, d'éblouissements et d'hallucinations de l'ouïe. Il a des idées de grandeur à la campagne où il était parti se reposer sur les conseils d'un médecin. Il commence à s'agiter en juillet 1900. Très incohérent dans son délire. Il tombe à l'état de petit enfant, puis regagne sa taille. D... n'est pas son nom. Il a cherché à faire l'alliance, mais a été dérouté parce « qu'il est retombé bébé » à Coulommiers. Il a peut-être été ambassadeur, mais ne s'en rappelle plus. Un enfant a tiré un couteau et lui a demandé de l'argent. Son vrai nom est peut-être Charlemagne ou Mustapha. On l'électrise dans l'omnibus et on le fait marcher comme un fou à travers la campagne. Il est peut-être Autrichien. On l'a fait retomber bébé en lui donnant un coup de couteau.

En février 1902, il semble guéri en partie de ses idées délirantes. Quand on l'interroge à ce sujet, il dit que ce n'était pas lui, mais quelqu'un de sa famille qui était malade.

Il sort très amélioré le 5 mars 1902 et va chez ses parents qui le trouvent alors docile, doux, affectueux. Mais tout travail régulier lui est impossible et ses propos sont extravagants. Par moment il rit sans motif, mais ne commet pas d'autres excentricités. Peu de désirs vénériens. En mars 1905 il commence à devenir inaffectif et insociable et doit rentrer à Vaucluse en septembre 1905 après avoir menacé sa mère de la tuer parce « qu'il est le tzar et gendarme ».

Dans le service il reste immobile et indifférent et ne répond aux questions que par « je ne sais pas » et un sourire niais. Parfois il éclate de rire en se cachant sous sa couverture. Pupilles égales, léger tremblement de la langue et exagération des réflexes tendineux.

En mars 1906, on note sa complète indifférence, et des sans rires motif. Cet état de confusion se poursuit jusqu'à l'heure actuelle avec des alternatives d'excitation et de dépression. A l'heure actuelle, on retrouve quelques débris du délire primitif. « Il a treize ans ». Il est toujours inaffectif et indifférent. Pourtant on peut le faire causer et travailler un peu. Il a maintenant vingt-sept ans.

OBSERVATION XLI

Hérédité des deux côtés. Antécédents personnels. A quatorze ans, délire polymorphe : idées mélancoliques et de persécution, dure encore. Interné à Vaucluse.

Gustave D..., né le 9 juin 1880

Père éthylique mort à cinquante ans. Mère morte à trente-huit d'une maladie de cœur. Grand-père mort paralysé. Un frère et deux sœurs bien portants ; huit frères et sœurs morts en bas âge de méningite.

Mère malheureuse pendant sa grossesse. Enfant faible et

chétif. Apprenait mal : il ne pouvait pas se mettre ensuite à un métier régulier.

En 1894, à quatorze ans, premier accès de délire. On voulait l'empoisonner. Au cours de cet accès, il tente de se jeter à l'eau. On le conduit à l'infirmerie spéciale où il tente de s'étrangler dans la celllule.

Il est porteur de stigmates physiques de dégénérescence. Sa face est simiesque. Léger strabisme. Le délire est à prédominance d'idées mélancoliques et de culpabilité imaginaire. Il pleure, se lamente, tente de se suicider chaque fois qu'il en a l'occasion. Il est anxieux et répond à peine aux questions qu'on lui pose.

Vingt jours après son entrée, au 28 octobre, nouvelle tentative de suicide. Cet état tend à s'aggraver sans rémission jusqu'en octobre 1900, date à laquelle on le passe à l'asile.

Il s'excite, lacère vêtements et chaussures et bat ses camarades. Il est désorienté dans le temps. Très amaigri, il mange mal, les réflexes patellaires sont forts, ceux des pupilles normaux.

Même état en 1901. D... répond d'une manière absurde et rit niaisement sans motifs : impulsions violentes à casser des carreaux.

En 1906, il a vingt-six ans. Il consent à recevoir sa sœur, mais une fois qu'il est en sa présence, il devient grossier et veut la frapper : sa vue éveille en lui des idées génitales, il tient des propos incohérents et reconnaît son père dans toutes les personnes qui sont autour de lui.

Au cours de 1907, il est d'abord un peu plus calme et reçoit mieux sa sœur; plus tard, en mai, il a un aspect sombre et déprimé, son regard est fixe, il répond par moments aux questions.

Impulsions à casser les carreaux. Il semble le plus souvent tout à fait étranger à ce qu'on peut lui dire. En juillet, nouvelle excitation auprès de sa sœur. On ne remarque pas d'amélioration. Il paraît pourtant de temps à autre un peu plus affectueux.

En avril 1908, très excité, il veut tuer sa sœur, il est de plus en plus confus. A l'heure actuelle, il n'a aucune conscience du lieu où il se trouve et répond qu'il a onze ans lorsqu'on lui demande son âge. Les impulsions à casser les carreaux ont persisté. Il a aujourd'hui trente ans.

OBSERVATION XLII

*Hérédité des deux côtés. A douze ans, délire polymorphe :
idées de persécution et mélancoliques avec hallucinations,
puis rémission suivie de rechûte. Interné à Toulouse.*

Barthélemy G...., né le 5 février 1884.

Père mort tuberculeux, il était alcoolique et aurait eu à un moment donné des idées de persécution. Mère toujours malade ; elle a une fille nerveuse, un fils débile et malade. Développement intellectuel normal jusqu'à douze ans et demi. Il est doux et travailleur, mais de caractère timide et plutôt taciturne.

En 1896, pendant qu'il était soigné à Trousseau pour une affection que nous ne connaissons pas, il a présenté un délire polymorphe avec idées mélancoliques et de persécution et des hallucinations. Il entre à la colonie en octobre 1897, à treize ans : là, il a des hallucinations auditives terrifiantes

qui l'angoissent presque tout le temps. Il parle d'une manière
incohérente. Un jour il assiste à l'incendie du bazar de la
Charité, des religieuses courent après lui et veulent l'étrangler. Il se calme au bout d'un mois, en novembre 1897. Il
devient beaucoup plus tranquille, n'a plus d'hallucinations
et ne se souvient pas de ce qui s'est passé quand il était
malade. Nouvelle crise d'excitation avec hallucinations auditives et visuelles, insomnie au mois de décembre. Il sort le
29 janvier 1902, guéri de ses troubles délirants et il est rendu
à sa famille.

La rémission dure trois ans et en 1905 il a un nouvel accès
d'excitation de caractère démentiel : il voit et entend deux
vierges pécheresses, elles vont se précipiter par la fenêtre et
lui crient de les aider à se relever. Les marchands de vins le
regardent de travers. Malgré tout il est apathique et indifférent et ne réagit pas dans le sens de son délire. Il accuse son
père et sa mère de lui en vouloir et d'avoir été jusqu'à lui
donner des coups de couteau, ce qui est entièrement faux.

Son délire tend à disparaître et il tombe dans le mutisme
presque complet, n'en sortant que par un marmottement inin-
telligible : il s'alimente avec peine. Deux fois il tenta de
s'évader : ces fugues avaient un caractère impulsif.

Il est transféré à Toulouse, le 7 février 1906, il a alors des
idées délirantes, polymorphes, mélancoliques de persécution
et de grandeur avec troubles psycho-sensoriels. Cet état
s'aggrave, la stupeur est de plus en plus profonde, l'indifférence complète, il gâte par intervalles.

A l'heure actuelle, l'affectivité a complètement disparu, la
mémoire est considérablement diminuée. G... est atteint
de démence précoce hébéphrénique caractérisée par un

état de torpeur et d'indifférence émotionnelle et affective
complète et par un état de désagrégation du langage qui
ferait supposer une démence avancée, s'il ne contrastait avec
la conservation des phénomènes d'association et de mémoire.
Il a passé par des alternatives d'excitation et de dépression
qui se traduisaient par des hallucinations gaies ou tristes, il
a vingt-six ans.

OBSERVATION XLII

*Délire polymorphe à seize ans avec idées hypocondriaques,
mystiques, de grandeur et hallucinations. Courte rémission, puis rechute. Interné à Naugeat.*

Lucien H..., né le 17 septembre 1888.

Mère, danseuse de cirque.

Enfant assez intelligent mais instable, son caractère, diffi-
-cile, l'empêchant de rester en place. En dernier lieu, il était
garçon charcutier. Il quitte la place au début de mars 1904,
à seize ans, dans un état d'excitation assez grand et entre à
la colonie.

Quand on l'interroge, il est très réticent sur les causes de
son internement et se décide enfin à raconter que la fin du
monde va venir et qu'il sera peut-être l'Antéchrist ou Élie.
Cette pensée l'inquiète, des préoccupations hypocondriaques apparaissent : elles ont dès le début un caractère
absurde : il va mourir parce qu'il a des vers et que le nez
lui démange, pourtant elles sont suffisamment fortes pour
l'empêcher de travailler. Il paraît angoissé et répond confusément d'un air distrait aux questions posées. Par

moments, il est absorbé par des pensées touchant le ciel et l'enfer. Une ébauche de systématisation apparaît : il entend parler dans sa tête, l'enfer et le démon correspondent à sa gauche, le ciel et l'ange à sa droite. Léger état gastrique, constipation.

Pendant tout l'été de 1904, l'état mental persiste accompagné d'un état gastro-intestinal assez grave. La langue est sale, l'haleine fétide. Il se défend quand on l'examine et s'inquiète sans cesse. « Le lait qu'on m'a donné avait quelque chose de pas naturel, tous cherchent à m'ennuyer. » H... traverse une période de dépression avec désorientation dans le temps, attitudes stéréotypées. Il garde le silence ou marmotte des oraisons. La stupeur tend à augmenter, mais pourtant il marque de l'affection à sa mère au cours d'une visite. La catatonie apparaît peu à peu : on observe de la suggestibilité et du négativisme, le malade bave et laisse tomber sa salive. Mutisme.

A la fin du mois de septembre 1904 (seize ans), l'état gastro-intestinal s'améliore : l'état du malade change de modalité, il commence à s'agiter un peu et sa physionomie devient souriante. Il a été au théâtre, il y a même joué, voilà pourquoi il est si gai. Les réponses sont confuses et décèlent des troubles de la mémoire. « Mais non, il n'a jamais été malade, il a dû travailler aux champs avec des camarades. » Son délire réapparaît par bribes. « Il a toujours peur de mourir à cause des vers. Le souffle du vent l'emportera vers le ciel où il voit comme dans un tableau la sainte Vierge et tous les saints, lui a du sang de Jésus-Christ dans le ventre. »

Une rémission très nette survient à la fin de l'année 1904 et il mène la vie des autres enfants de la colonie. Il travaille en partie à l'école, et en partie aux champs mais au bout de quelques mois, on a à se plaindre de sa besogne car il oublie les ordres et perd ses outils, il n'a plus de mémoire. L'état saburral de l'appareil digestif réapparaît et la rémission cesse.

Les symptômes de démence s'installent de nouveau en février 1905 (dix-sept ans) : stéréotypie des attitudes, suggestibilité, négativisme et catatonie. Il est indifférent et muet, toujours gâteux, il laisse écouler sa salive. Impulsions assez fréquentes, il brise par deux fois les carreaux à coups de poing.

Amélioration passagère en juillet 1905 et rechute en novembre. Il est transféré à Naugeat le 29 juin 1906 et on nous écrit qu'à l'heure actuelle le diagnostic ne fait pas de doute.

OBSERVATION XLIV

Hérédité des deux côtés. Délire polymorphe à seize ans avec idées mélancoliques et hypocondriaques. Alternatives d'excitation et de dépression. Évolution périodique. Interné à la Charité.

Jean-Baptiste L..., né le 20 mars 1882.

Père, légère exophtalmie. Mère internée, persécutée. Grand-père maternel éthylique. Un frère bizarre, fugues. Trois sœurs normales.

Venu au monde à terme, enfance normale. L... n'a jamais été malade, mais il était méchant, indocile et sauvage : il jouait volontiers mais tout seul. A six ans il a commencé à être plus bizarre, on remarquait son changement de caractère, qui devenait taciturne et fermé. Il était d'une intelligence médiocre et avait beaucoup de mal à travailler. Il a néanmoins son certificat d'études à douze ans.

Il entre comme apprenti chez un tapissier, il s'acquitte bien de sa besogne, mais il vole des sous, du chocolat et paraît insensible aux reproches qu'on lui adresse. Il change de maison, mais là il ne travaille plus, reste indolent et n'obéit pas aux ordres qu'on lui donne. Son caractère est devenu de plus en plus sombre, il se cache des heures entières dans la cave, peut-être pour se livrer à l'onanisme, il n'a jamais faim et dort mal. Puis l'apathie augmente encore, il refuse de se lever, de manger, de parler, d'accomplir l'acte le plus simple. C'est alors qu'on l'amène à la colonie où on le considère tout d'abord comme un débile avec préoccupations hypocondriaques, il a seize ans. Dans le service il raconte qu'il va mourir et que tout le monde lui en veut. Ses parents ne tiennent pas à lui. Son patron va lui faire toutes les misères possibles pour se venger. Il est toujours isolé et taciturne. Pas d'hallucinations.

A la fin de 1898 une amélioration passagère est suivie de rechute au cours du congé du nouvel an. Il rit par moments sans raison, parce qu'il a envie de rire et ne peut pas s'en empêcher, pourtant son délire persiste avec sa trame d'idées noires. Sa mère internée également à Vaucluse, explique l'état de son fils par l'action nocive d'un persécuteur. Ces faits amènent à penser à la démence précoce, des signes somatiques s'y ajoutent : pupille droite plus grande, réflexes patellaires exagérés.

Il s'améliore un peu dans le courant de janvier 1899 et peut être transféré à Ainay-le-Château. Là il présente des alternatives d'excitation et de dépression. Il se sauve une

fois de chez le nourricier et o n doit le ramener à l'infirmerie
où il travaille pendant quelque temps au vestiaire. Quand il
est déprimé, il refuse de faire quoi que ce soit. Ces phénomènes durent pendant 1905 et 1906 suivant un mode presque
circulaire, avec de temps à autre des hallucinations de l'ouïe
suivies d'impulsions. Celles-ci le font réintégrer dans un
asile fermé le 6 décembre 1906 à vingt-quatre ans.

A cette époque, le malade était déprimé, inerte, indifférent. Tout à fait inconscient de sa situation, il ne répondait
que par monosyllabes, refusant la nourriture et gâtant. On
observe toujours le rire impulsif contrastant avec la dépression, il était très maigre et présentait des signes de tuberculose aux deux sommets. Une thérapeutique active arrête
l'évolution de l'affection, il engraisse et peut se lever et
s'occuper un peu; en même temps l'état mental s'améliore et
tend vers la rémission (mars, avril, mai 1908, vingt-six ans).
Le mieux ne continue pas et une nouvelle rechute l'amène à
un état qui est encore l'état actuel.

L... est un homme de taille moyenne et normalement
constitué. Il est bien orienté dans le temps et l'espace, la
mémoire est bonne et il ne manifeste plus aucune idée délirante. Les associations d'idées sont un peu lentes, le jugement faible. Il répond bien aux questions qui ne demandent
qu'un effort de mémoire. Un problème un peu simple est
impossible. L'attention est très difficile à fixer. Il ne donne
pas de manifestations de son affectivité, mais proteste de
son affection pour son père. Il lui est indifférent de rester à
l'asile (vingt-neuf ans).

OBSERVATION XLV

Délire polymorphe à quinze ans ; idées hypochondriaques et de persécution avec hallucinations. Rémission de trois ans suivie de rechute. Meurt à vingt-trois ans de tuberculose.

Fernand L..., né le 21 octobre 1883.

Enfant d'une intelligence médiocre, il n'a pas obtenu son certificat d'études. Après sa sortie de l'école, il a été successivement monteur en bronze, puis garçon boucher et n'a rien présenté d'anormal.

Au début de mars 1898 (quinze ans), un dimanche, à table, il s'excite brusquement, parle beaucoup et se met à rimer des mots pour faire rire l'assistance. Il devient rapidement très agité, des hallucinations macabres le tourmentent, des voix l'insultent, on lui envoie de mauvaises odeurs ; crises de pleurs, puis de rire, ses parents le croient ivre. En même temps, idées hypochondriaques absurdes : il a le ver solitaire et il va en mourir. Il entre à la colonie de Vaucluse le 14 mars 1898 et continue à y être excité jusqu'en juillet. Il ne dort pas, ne parle pas et répète sans cesse les mêmes mots.

En juillet, il s'améliore et entre dans une période de rémission qui dure trois ans pendant laquelle on pourrait le croire complètement guéri. Cette rémission cesse au début du mois d'août 1901 : aux champs où il travaillait il a tout à coup des hallucinations multiples et pénibles qui l'attristent et l'angoissent. Il tient des propos incohérents et refuse de s'alimenter.

Comme la première fois l'agitation augmente rapidement. Au point de vue somatique, à cette époque état gastro-intestinal, langue blanche et constipation.

Il atteint avec des alternatives de calme et d'excitation le début de février 1902. Les facultés intellectuelles ont beaucoup baissé, notamment l'attention qu'on a peine à fixer; il est très confus et il commence à créer des néologismes. Les réactions mimiques ne sont plus en harmonie avec les pensées. Il est dans un coin, toujours le même, et y reste figé dans la même attitude. Il est sale, débraillé, gâte et se livre sans relâche à l'onanisme. Au début de l'été, l'excitation atteint son paroxysme: il lacère ses vêtements, rosse ses compagnons. Ses poches sont pleines d'objets disparates ramassés partout. Son état gastro-intestinal se modifie pendant les fortes chaleurs, il présente de l'entérite dysenteriforme coïncidant avec une période de dépression; avec la fin de l'été et la guérison de la colite, l'excitation reparaît. La maladie évolue ensuite avec une modalité presque circulaire, l'excitation succédant à la dépression.

En automne, par intervalle, il semble retrouver sa lucidité, mais retombe vite dans l'obnubilation. Il est de nouveau excité et on observe des troubles très intéressants de la mimique: grimaces et agitation, état d'inquiétude au cours duquel il regarde de tous côtés, sous son lit, derrière lui, etc.; c'est une pantomime constante, très décousue et sans relation ni avec ses émotions, ni avec le monde extérieur. Cette pantomime atteint une telle intensité et présente un tel caractère d'incohérence que notre maître, M. Blin, s'est servi pour la noter du mot de manie mimique. L..., est maintenant très rarement lucide et gâte quand il est déprimé.

En juillet 1903, la catatonie apparaît suivie de négativisme et de suggestibilité. La volonté est profondément altérée. Il est tout à fait indifférent. De sa «manie mimique», il n'a retenu que certains gestes, toujours les mêmes, qu'il répète sans cesse. Le langage est également stéréotypé. Le pouls est lent lorsque la catatonie est manifeste.

Il est transféré au service d'adultes, le 7 décembre 1904. Après une courte amélioration, la déchéance intellectuelle apparaît plus profonde que jamais en même temps que la déchéance physique fait de rapides progrès. Stéréotypie des attitudes (en chien de fusil) et des gestes (déshabillage continuel) négativisme. Alternatives de stupeur et d'excitation.

Il est très maigre, commence à tousser en janvier 1906 : la respiration est obscure des deux côtés, pas de râles : l'auscultation est rendue très difficile par l'état du malade. Il meurt le 21 janvier 1906 à vingt-trois ans.

A l'autopsie les cavités pleurales sont pleines de liquide, les adhérences rares. Lésions tuberculeuses : masses caséeuses et petites cavernes surtout à gauche. Cœur petit, aorte étroite, rien aux valvules. Estomac, foie, reins, rate normaux. Pie-mère un peu épaissie, très injectée, suffusions sanguines sur la partie postérieure des hémisphères. Légère atrophie des circonvolutions cérébrales. Dilatation manifeste des ventricules latéraux. Cortex congestionné, coloration foncée. De même pour les noyaux gris. Artères saines. A l'examen histologique, dans la région frontale les méninges sont minces, peu infiltrées sauf au fond des sillons et l'on remarque de la congestion ; les cellules sont régulières. Dans le lobule paracentral, les méninges sont épaissies et infiltrées, les cellules régulières. Dans les régions de la frontale ascendante et de la pariétale ascendante, la méninge est épaissie, les parois des artères épaisses. Au fond d'un sillon, on remarque une hémorragie interstitielle dans le tissu parenchymateux. Au pli courbe légère infiltration avec peut-être neurophagie au Nissl. A la région occipitale méninges congestionnées et cellules normales, on n'observe rien au cervelet, au bulbe, à la moelle. Les artères coronaires sont épaisses et le rein très congestionné, le foie et le pancréas sont sains, de même les capsules surrénales et l'épididyme. L'examen histologique révèle l'absence de cellules interstitielles dans les testicules.

OBSERVATION XLVI

Hérédité des deux côtés. A quinze ans, délire polymorphe, idées hypocondriaques, de grandeur, etc..., avec hallucinations. Alternatives d'excitation et de dépression. Pas de rémission. Interné à Vaucluse.

Paul-Adrien M..., né le 18 août 1888.

Père mort tuberculeux. Grand-père mort à quarante cinq ans de fièvre cérébrale. Mère: chorée à sept ans, a eu au moment de la puberté l'idée qu'on voulait l'empoisonner, depuis elle est toujours triste : idées vagues hypocondriaques et de persécution. Elle a eu six enfants, deux sœurs sont mortes de méningite en bas âge, quatre vivent, trois normaux et le malade.

Enfant normal, il obtient son certificat d'études à treize ans.

Il entre ensuite au télégraphe. En juillet 1903, à quinze ans, des idées délirantes à teinte hypocondriaque apparaissent : il est empoisonné et ne va plus pouvoir marcher, puis ce sont des idées de grandeur, il est riche et puissant, accomgnées d'hallucinations auditives et visuelles, au cours desquelles il voit Napoléon. Bientôt il refuse de boire et de manger et présente une incohérence complète des idées et des actes.

En septembre 1903, après la mort de son père son état tend à s'aggraver et on droit l'interner. A l'entrée à la colonie de Vaucluse, il répond par des néologismes : « il a fait de la mécanicité, il a travaillé dans la télégraphicité pendant trois mois ». Refus d'alimentation, mouvements stéréotypés, attitudes extatiques. Le mutisme est bientôt complet et la pupille gauche est un peu plus grande que la droite.

A partir de février 1904, la déchéance intellectuelle commence à être manifeste : négativisme, suggestibilité, catatonie apparaissent ; attitudes stéréotypées. Il refuse toute alimentation et maigrit, mais ne présente pas de troubles gastro-intestinaux. Les lèvres et les mains tremblent continuellement, par petites oscillations. A l'examen des urines diminution de l'urée par vingt-quatre heures. L'indifférence émotionnelle n'est pas encore complète, il ne parle pas à sa mère, mais lui témoigne son affection par des signes apparents.

Son état physique s'améliore un peu au printemps pendant que les idées de grandeur reparaissent ; il les exprime à l'aide de néologismes ou de mots compliqués.

L'été (juillet, août, septembre 1904, seize ans) il est beaucoup plus calme, il écrit beaucoup, employant encore des néologismes, répétant partout les mêmes mots et les mêmes lettres. L'indifférence est totale. Des impulsions assez rares le poussent à des actes de violence.

En octobre 1905, il baisse de plus en plus : il n'écrit plus comme autrefois, il dessine seulement des arabesques où les mêmes dessins sont reproduits à intervalles égaux. Il fait le signe de la croix, baise la main des visiteurs et répond aux questions par un ronronnement. Les impulsions sont plus fréquentes et il devient méchant avec ses compagnons. Gâtisme.

Les années 1906 et 1907 se passent sans modifications et sans rémissions, comme il devient dangereux, il est transféré dans le service d'adultes.

A l'heure actuelle il est très confus, tantôt suggestibilité, tantôt négativisme. Il présente des stéréotypies bizarres qui durent depuis 1903 : il tourne sur lui-même et autour des objets qui se trouvent sur son chemin (chaises, table, etc.) ou bien il se balance alternant le pied qui lui sert de point d'appui. Il ne parle pas ; quand on lui pose une question, il ne relève pas la tête et marmotte des phrases inintelligibles. Ses mains sont cyanosées et couvertes d'engelures (vingt-deux ans).

OBSERVATION XLVII

Hérédité des deux côtés. Alcoolisme. A seize ans, après émotion, délire polymorphe. Idées hypocondriaques, de persécution et de grandeur avec hallucinations. Pas de rémission. Interné à Caen.

René M..., né le 24 juillet 1892.

Père éthylique. Grand-père paternel éthylique. Grand'mère

paternelle suicidée. Tante suicidée. Mère éthylique. Trois enfants morts à dix-sept mois, quinze mois et demi et quatorze mois. Syphilis probable.

Le malade s'est livré de très bonne heure aux excès alcooliques. Il n'a pas eu de certificat d'études et n'a que des notions scolaires très restreintes. Une grosse émotion marque le début de l'affection. En 1908, à seize ans, il témoigne dans une affaire à la suite de laquelle les accusés sont condamnés. Depuis il a toujours peur et se défie de tous ceux qui l'entourent : parents et amis. Cet état d'inquiétude contraste avec les éclats de rire impulsifs, fréquents chez lui à cette époque. Idées hypocondriaques. On le place dans un orphelinat de Caen, d'où il ne tarde pas à s'évader, de même il s'évade d'une autre maison, à Mars-la-Tour. Il rentre à Paris comme apprenti serrurier, mais ses idées délirantes qui ont maintenant une teinte mystique l'empêchent de travailler, il s'excite et fait une tentative de suicide qu'il n'ose pas pousser jusqu'au bout : il se suspend à un balcon, dans le vide. A la suite de cet acte, il est interné à la colonie de Vaucluse.

Il y entre en mars 1909, à dix-sept ans. M... est très agité et gesticule d'une façon désordonnée. Son attention ne peut être fixée, il crie, chante, jette au hasard les objets qui sont à sa portée. Il tient des propos extrêmement confus et ses gestes ne semblent pas en rapport avec ses pensées. Les pupilles réagissent bien à la lumière et les réflexes sont normaux.

En mai 1909, à dix-sept ans, on note de la stéréotypie des mouvements et des attitudes. La confusion n'a pas disparu. Il a des hallucinations suivies d'impulsions qui le rendent dangereux pour ses camarades. Alternatives d'excitation et de dépression.

Il est transféré à l'asile de Caen le 19 juin 1909.

A l'heure actuelle il est confus et désorienté dans le temps. Il ignore quand il est arrivé à l'asile, les facultés intellectuelles ont beaucoup baissé, il faut le stimuler vivement pour qu'il consente à prêter attention.

Les associations d'idées sont pauvres et très lentes à se faire, le jugement lent et difficile. Les hallucinations ont persisté, suivies d'impulsions à jeter des cailloux dans les vitres et à frapper ses camarades. Il est sale, gâteux, et met en pièces ses vêtements (dix-huit ans).

OBSERVATION XLVIII

Hérédité des deux côtés. Peut-être début à onze ans. A seize ans délire polymorphe. Idées mélancoliques et de persécution avec hallucinations. Pas de rémission. Meurt à Cadillac le 20 décembre 1910 de tuberculose.

Ernest P..., né le 11 août 1887.

Père mort éthylique. Un oncle aliéné. Tante maternelle morte dans un asile d'aliénés.

Né d'un mariage consanguin. A l'école c'était un enfant assez intelligent, mais peu travailleur ; il était hanté par des projets d'invention. Ses facultés baissent rapidement à onze ans (1898), et il ne peut obtenir son certificat d'études. Il devient inquiet et craintif, commet de menus larcins et est très agité par moments.

A seize ans, en 1901, l'état s'aggrave. Il présente un délire polymorphe où dominent des idées mélancoliques et de persécution. Sa physionomie est triste à son entrée à la colonie, il refuse toute alimentation.

Il entend des sifflements et peut-être des voix qui l'arrêtent dans ses promenades autour de la cour du quartier. Il est insociable, et c'est lui qui se plaint des prétendues misères que lui font les autres enfants. Les réflexes patellaires sont faibles.

Pas de rémission. Pendant cinq ans, de 1902 à 1907, il reste couché dans son lit, apathique et indifférent. Il mange gloutonnement, salement et gâte. Il est muet et triste, dans un état de stupeur catatonique, dont il ne sort que dans de rares et courtes périodes d'excitation. Quand il se décide à parler, c'est pour prononcer des phrases absurdes. Les hallucinations auditives amènent des réactions violentes qui le rendent dangereux et il est transféré à Cadillac, dans un service d'adultes, le 9 novembre 1908 à vingt et un ans.

A Cadillac, il s'est montré très déprimé dès l'arrivée et on n'a pu tirer de lui aucune réponse. La situation n'a pas changé pendant tout son séjour à l'asile : même torpeur intellectuelle, manque absolu d'initiative, isolement, désorientation, gâtisme intermittent.

En même temps évolue la déchéance organique. Il présente des signes de tuberculose pulmonaire dès le début de son séjour à Cadillac, et meurt le 20 septembre 1910 à vingt-trois ans.

OBSERVATION XLIX

*Hérédité des deux côtés. Alcoolisme. A seize ans délire poly-
morphe : idées de persécution. Hypochondriaques et érotiques avec hallucinations. Pas de rémission. Interné à
Vaucluse.*

Émile P..., né le 9 janvier 1887.

Père artério-scléreux. Tante maternelle aliénée. Cousine
mélancolique. Deux cousins débiles.

Enfant normal jusqu'en janvier 1903, quelques excès de
boisson. En janvier 1903, à seize ans, il entre à la colonie
pour un accès délirant à début brusque, avec désordre dans
les idées et dans les actes. Hallucinations de la vue, idées de
persécution, frayeur, insomnie, anxiété, crainte de mourir.
En quelques jours, il est amélioré et rendu à ses parents. A
peine sorti, il se plaint d'avoir la vue trouble : son père et sa
mère jouent la comédie dans l'ombre ; la nuit il voit des rats,
des femmes nues. On doit le ramener en février.

A son arrivée, P... raconte que subitement, étant à table
avec sa famille, il n'a plus reconnu son père, s'est mis à
à divaguer, a été conduit par son frère à l'infirmerie spéciale.
Puis à Sainte-Anne, les gardiens ont voulu l'empoisonner et
lui ont donné du lait suspect. Il dort mal, agité par des hallucinations hypnagogiques, terrifiantes ou érotiques.

Il a peur de la mort. Les facultés intellectuelles paraissent
peu touchées et la mémoire est assez bonne. Signes somatiques : pupilles égales, réflexes patellaires exagérés, réflexes
crématériens faibles. Il a été opéré d'un kyste de l'épididyme en mars 1903.

J. Vinchon

9

Les hallucinations viennent toujours troubler ses nuits.
Une voix crie : « Va voir aux cabinets, il y a des voleurs. »
Il répond brusquement par éclats et exprime de vagues idées
de persécution : on le fait mourir pour la science, sous le prétexte de l'examiner. Gâtisme. Catatonie. Tremblement des
lèvres et des extrémités. En mai 1903, il présente à la fois des
attitudes stéréotypées mystiques et des gestes militaires,
simulacre de l'exercice et salut. Il est plutôt déprimé, indifférent et muet. Sourire énigmatique et sans motif. Refus
d'alimentation.

De juillet 1903 à janvier 1904, on note une grande amélioration. Bon état physique et intellectuel; il peut travailler
aux champs, mais son caractère est difficile et irritable.

Rechute en janvier 1904 à dix-sept ans. Attitude étonnée. Il
répond péniblement et reste inerte dans son coin quand on
veut l'examiner, dès qu'on a le dos tourné, il se campe dans
des attitudes bizarres et théâtrales. La catatonie reparaît
en février : sa physionomie est béate et il rit sans cause
apparente. Toujours propre, il cause volontiers avec ses
parents.

La gaieté alterne avec la tristesse, il est très instable; pourtant on peut lui faire exécuter un travail facile comme de
balayer ou d'essuyer les meubles. Suggestibilité, marmot-
tements inintelligibles.

En avril 1904, il refuse toute alimentation sauf le lait. Il
est confus et anxieux; son accoutrement est bizarre; il chan-
tonne des mots sans suite au milieu desquels revient fréquemment « tout de même »; impulsions à frapper; tendances érotiques : il veut embrasser ses camarades et leur tient des
propos obscènes.

En juin 1904, il commence à maigrir.

Pendant l'été de 1904, il écrit ses mémoires et des poème de forme libre : tous ses écrits sont confus, les phrases incidentes n'ont pas de lien logique avec les principales et on y sent une altération profonde de la faculté d'association des idées : ils dénotent des idées de grandeur exprimées d'une façon ingénue ; mais malgré tout ils évoquent par moments, avec des images assez fraîches, la vie de la campagne, les champs, les moissons, les bois en été et le bord de la rivière couverts d'ombrages. P... est plutôt agité, il exprime des idées hypocondriaques, il est malade, c'est son cœur qui ne bat plus, son cerveau qui s'en est allé. Cependant, sa physionomie est béate et en désaccord avec ses paroles, rires et sourires niais. En automne, ses écrits, encore plus incohérents, montrent qu'il a gardé des bribes de souvenirs, notamment de son temps de collège.

Il se calme au début de l'hiver, sa vie est celle d'un automate. Fugue démentielle pendant l'hiver de 1906 : il se sauve jusqu'à la rivière et reste là, les pieds dans l'eau.

Il est transporté à l'asile le 21 décembre 1907.

Au début de 1908, il est confus et indifférent ; il ne peut pas fixer son attention, les associations d'idées sont pauvres et bouleversées, jugement faible, mémoire intacte. Pas de conceptions délirantes, rires sans motif, suggestibilité, stéréotypie des mouvements, catatonie avec stupeur complète. Rien aux organes.

Aujourd'hui, il est à peu de chose près dans le même état : il répond par des signes de tête ou des monosyllabes incompréhensibles. Sa tenue est très débraillée. Il travaille lorsqu'on le commande (vingt-quatre ans).

OBSERVATION L

A dix-neuf ans délire polymorphe ; idées mélancoliques et de persécution avec hallucinations. Pas de rémission. Interné à l'asile Naugeat.

Désiré P...., né le 29 avril 1876.

Méningite à cinq ans et demi. Depuis a toujours été arriéré, intelligence médiocre. N'a pas eu son certificat d'études.

A dix-neuf ans, vers le milieu de septembre 1895 il va à la fête de Saint-Cloud où il voit des sauvages qui mangent du feu, du verre, etc. Ce spectacle l'impressionne vivement, la nuit suivante il s'excite, se lève, prend une lanterne et va réveiller les voisins sous le prétexte de leur demander à manger. Hallucinations auditives visuelles de la sensibilité générale : le ciel est noir comme de l'encre, le chemin de fer va passer sur sa maison et la réduire en miettes. Il est environné de flammes. Il s'excite facilement, ne dort pas et est anxieux et inquiet. Les hallucinations provoquent des réactions violentes de caractère impulsif.

Il entre à la colonie en octobre 1895. Il est très agité, court à travers les escaliers de l'infirmerie, s'habille et se déshabille toute la journée et passe de la tristesse à la joie avec une extrême rapidité : il se met à rire ou à pleurer, à chanter ou à crier sans aucun motif. Des gens passent autour de lui : ce sont ses ennemis qui préparent son supplice. Cet état se maintient avec des alternatives de dépression et d'excitation pendant six ans, au cours desquels on n'observe pas de rémission. En 1901, il est dans un état de stupeur catatonique avec stéréotypie, indifférence émotionnelle, affaiblissement de l'intelligence. Comme signes somatiques on note : pupille gauche en mydriase, réflexes patellaires exagérés, il porte la cicatrice d'une opération de hernie inguinale, faite en septembre 1900.

Transfèrement à Naugeat le 9 décembre 1901. A l'heure actuelle, il est de plus en plus inerte et stupide, il se tient dans son coin, la tête basse, crachant autour de lui, gâtant par intervalles. On le tire péniblement de cet état de prostration, dont il ne sort de lui-même que par des impulsions violentes. Les troubles oculo-pupillaires et les réflexes ont persisté (trente-quatre ans).

OBSERVATION LI

Hérédité maternelle. A seize ans délire polymorphe, idées
de persécution et mélancoliques avec hallucinations. Pas
de rémission. Interné à Vaucluse.

Jean T..., né le 14 septembre 1883.

Mère actuellement dans un asile.

Très travailleur ; étant enfant, il suivait alors les cours de l'école Arago. En juillet 1899, il manqua son examen pour passer en troisième année et fut très contrarié de cet échec. Pour le réparer, il se surmena pendant les vacances.

Vers la fin d'octobre 1899, il commença à présenter des idées délirantes, il avait alors seize ans. Il se cachait de peur que les voisins ne le voient : tout le monde s'occupait de lui et cherchait à regarder par la fenêtre ce qu'il faisait. Il devient alors taciturme, reste immobile dans son coin, sans

causer, ou bien sort de son mutisme pour injurier ses parents
et les menacer de mort. Turbulence nocturne, puis nouvelle
phase : il se plaint continuellement, il est malade pour toute
sa vie; il devient aussi méfiant et renifle comme un chien ses
aliments, de peur qu'on y ait mélangé quelques substances
toxiques. Si la nourriture lui semble suspecte, il la rejette.
Hallucinations du goût et de la sensibilité générale.

C'est à la suite de ces actes qu'il est amené à l'infirmerie
spéciale du dépôt, d'où il passe à la colonie de Vaucluse. A
la colonie il est d'abord excité et se livre à des violences
envers ses camarades qui nécessitent une surveillance parti-
culière. Il inspecte toujours ses aliments, soufflant dans son
verre ou sur son assiette comme pour en purifier le contenu.
Lorsqu'on s'approche de lui, il agite son mouchoir comme
pour se préserver d'un contact ou d'un voisinage dangereux.
Quelques mois après son entrée il tente de s'évader, mais est
repris aux environs de l'asile. Il atteint avec des alternatives d'excitation et de dépression, février 1901. A cette
époque, il ne parle pas ou répond aux questions par un inva-
riable : « Je ne sais pas » ; il crible les pages de son cahier de
classe de cette phrase : « Tout pour moi, n'importe quoi »,
ajoutant parfois « excepté le martyre ». Il se refuse à en donner
une explication. Ses cahiers sont aussi couverts de dessins
stéréotypés : tête ressemblant à Lamartine en blanc sur fond
noir ou inversement, ou bien silhouette avec un nez immense,
Sa signature couvre des pages entières.

L'examen de la collection de ses cahiers montre sa
déchéance progressive. D'abord quelques idées mégalomaniaques disséminées sur des cahiers bien tenus, il se dit
écrivain, poète, etc., puis les cahiers ne contiennent plus

rien de raisonnable ; ils sont couverts de dessins confus et de lettres disposées sans aucun sens, de ci de là quelques phrases renferment encore des idées mégalomaniaques et mystiques, puis l'incohérence atteint son maximum, les cahiers sont complètement barbouillés de traits et forts sale.

On remarque ensuite la naissance d'une activité fébrile qui lui fait écrire n'importe quoi et remplir un cahier entier de notes sans suite ou de dessins en une heure à peine, par exemple il recopie les deux dernières lignes de chaque page d'une revue qu'il a entre ses mains (28 pages en une heure).

Enfin cette ardeur diminue et cesse. A l'école il déchire ses livres et ses cahiers, d'où obligation de le laisser dans la cour du quartier où il refuse de s'occuper, il vit là, taciturne, s'isolant et gardant un silence interrompu seulement par des négations (avril 1902, dix-neuf ans). Il crache continuellement sous lui et autour de lui d'une façon machinale. Pendant la visite, il tient la tête obstinément baissée et paraît insensible aux reproches qu'on lui adresse sur le mauvais état de ses vêtements et de ses chaussures qu'il met en lambeaux. Aucun sentiment affectueux vis-à-vis des siens. Lorsqu'on l'oblige à vous regarder en lui relevant de force le menton, on remarque un sourire moqueur faisant aussitôt place à une expression ennuyée et au désir qu'on ne s'occupe plus de lui, ou bien ce sont des crises de larmes sans aucun motif.

En août 1902, il est un peu mieux et travaille au jardin. Au début travail fébrile par caprices, puis il refuse de s'occuper et on doit le ramener au quartier, où il passe son temps à faire de la charpie avec ses vêtements de toile. En septembre l'état général est mauvais, tremblement des

mains rapide et même siégeant surtout au niveau des doigts
De temps à autre impulsions à frapper et on doit l'isoler.

En janvier 1903, il est toujours dans le même état de
stupeur et de mutisme. De temps à autre il rit sans motif et
d'une manière impulsive. Au réfectoire, il mange en tournant
le dos à ses camarades et se cache la figure derrière sa veste;
il flaire toujours avec défiance les aliments qu'il divise en
tous petits morceaux avant de les mettre dans sa bouche.

En novembre 1903, il est confus et désorienté dans le temps;
il répond avec peine et sur un ton maussade aux questions
qu'on lui pose. Il lit, écrit et dessine encore assez bien.
Sourire énigmatique. Il est sale. Léger tremblement des
doigts écartés et de la langue, réflexes forts des deux côtés.

En février 1904, attitudes et mots stéréotypés. Il gâte et
effile toujours ses vêtements, masturbation continuelle.
Pendant l'hiver et le printemps nombreuses hallucinations
suivies d'actes impulsifs, inaffectivité absolue.

Il passe à l'asile le 18 août 1904.

A l'heure actuelle, il n'a pas présenté de rémission, il est
toujours confus et ne sort de son inertie que pour frapper ses
camarades ou les infirmiers, parfois même il se retourne
brusquement et envoie un coup de poing dans un mur ou un
arbre. Attitudes stéréotypées (vingt-huit ans).

Dix-huit de nos 51 malades, après avoir déliré
plus ou moins longtemps, sont entrés actuellement
dans la démence précoce: ils affectent les formes
hébéphréniques et catatoniques, que nous n'avons
pas séparées, puisque dans la clinique on est la plu-

part du temps en présence de la coexistence de ces deux syndromes.

Beaucoup sont des héréditaires, nous n'avons pas de renseignements sur les antécédents de 5 d'entre eux, ce qui ne veut nullement dire que ces antécédents n'existent pas.

Cette hérédité est presque toujours très lourde, directe et double pour 11, unilatérale pour 2 malades seulement ; dans 5 cas, nous avons trouvé des tares jusque chez les grands-parents et le plus souvent des deux côtés ; dans 8 cas chez les frères et les sœurs ; dans 4 cas chez les oncles, les tantes et les cousins. On voit combien ce fait banal des conséquences si graves de l'hérédité convergente apparaît comme évident ici. Nous avons aussi un exemple de mariage consanguin, mais ce n'est là qu'un cas de plus d'hérédité convergente, comme l'ont bien montré Peiper et M. Rogues de Fursac.

Les troubles nerveux congénitaux ou acquis viennent en première ligne : hystérie, chorée, débilité mentale, psychoses comme les délires mélancoliques et de persécution. Nous n'avons pas trouvé d'hérédité similaire, mais seulement deux fois chez des collatéraux des troubles paraissant de même nature que chez le malade ; l'alcool vient ensuite puis deux affections que l'on retrouve dans toutes les étiologies, la syphilis et la tuberculose.

Les antécédents personnels ne sont pas moins riches en incidents de toute sorte. Un enfant vient au monde au cours d'un accouchement difficile le premier d'une grossesse gémellaire et il est ensuite mal soigné par sa nourrice. Celui-là n'avait pas d'antécédents héréditaires et sa sœur jumelle qui n'a pas souffert est maintenant normale. Trois autres sont des héréditaires : l'un dont la mère est tombée de 6 mètres de haut, étant enceinte, a toujours été un arriéré; de même celui-là dont la mère a souffert de misère avant sa naissance ; un troisième est un prématuré, sa mère supporte des chagrins et des privations pendant qu'elle l'allaite, il est assez intelligent, mais sa mémoire est mauvaise.

Dix enfants sont des débiles congénitaux ayant présenté des troubles du caractère, du sens moral ou de l'intelligence dès leur plus jeune âge.

Nous avons rencontré quatre cas d'intoxication acquise chez des héréditaires : trois alcooliques et un saturnin. Deux de ces malades étaient des enfants normaux, le troisième avait présenté quelques troubles de la mémoire et le quatrième était un débile.

Le surmenage après un échec pourrait être rangé parmi les causes, s'il n'était plus probable que déjà cet échec était une manifestation précoce du trouble mental.

On voit combien nos résultats diffèrent de la statistique d'Aschaffenburg, citée par Christian, M. Deny et le professeur Gilbert Ballet, de laquelle on a tiré cette opinion aujourd'hui classique « que la plupart de déments précoces ont eu une enfance brillante et pleine de promesses ». Plus de la moitié sont d'après nos recherches des débiles incontestables nous n'avons pas trouvé de cas de démence précoce chez les imbéciles. Un précédent mémoire a abouti à peu près aux mêmes résultats : les Dᵣ Vigouroux et Naudascher ont trouvé en relevant les cas de démences précoces de l'un des deux services où nous avons travaillé une proportion un peu plus faible de débiles mais qui dépasse encore de beaucoup celle d'Aschaffenburg. Nous pensons que l'écart entre ces stastistiques est dû au milieu spécial, la colonie de Vauclûse, dans lequel nous avons recueilli une observation. Les débiles y sont en effet en grosse majorité.

Quant aux causes morales occasionnelles des accès initiaux, nous en trouvons peu, et il est probable qu'il faut redire d'elles ce que nous avons écrit au sujet du surmenage : elles sont souvent un effet précoce d'une cause déterminante inconnue et les considérer autrement serait appliquer l'adage « post hoc », « ergo propter hoc », dont nos maîtres nous ont souvent appris à nous méfier. Ce sont des émotions, des frayeurs dont les réactions mal équilibrées font déjà deviner un commencement de dissociation qui deviendra plus tard ce que Ziehen a appelé la dissociation affective. Un enfant a peur d'une correction maternelle et pendant plusieurs semaines, il devient triste et indifférent, évite de sortir, fuit ses camarades, se plaint de douleurs de tête et ne dort plus, troublé par des cauchemars terrifiants : il traverse une période de dépression comme celles que Mˡˡᵉ Pascal a décrites dans ses articles. Un autre témoigne dans un procès à la suite duquel les accusés sont condamnés, depuis il a toujours peur et s'imagine que ses parents, les voisins ont entrepris de les venger. Un troisième assiste à une parade de foire et en revient très excité avec des hallucinations de tous les sens.

Dans ces cas, il est évident que le malade a peur ou est ému, parce qu'il est déjà malade et que le rôle de l'événement en lui-même doit rester bien minime. Il ne doit plus en être de même pour les causes physiques, mais celles-ci sont rares dans nos observations où nous ne voyons que le cas d'un enfant soigné à Trousseau pour une affection dont nous ignorons la nature. Dans le travail auquel nous faisons allusion plus haut, on en a trouvé un nombre assez important, surtout chez des malades à hérédité moins évidente.

Quant au rapport avec les antécédents héréditaires et personnels et l'âge du début, nous n'avons pu arriver à l'établir. Tel malade qui n'était pas un héréditaire et n'avait aucune tare acquise connue a commencé à délirer à treize ans, tel autre à dix-neuf ans.

Quant aux symptômes, à l'évolution, ils varient également avec chaque malade : ce sont des idées délirantes polymorphes, caractérisées, en général, par la facilité avec laquelle elles changent de couleur ; elles sont tantôt nettes et tantôt vagues, mélancoliques, hypocondriaques ou de persécution ; elles se désagrègent avec le temps ou semblent disparaître brusquement et l'on assiste à des rémissions durant parfois deux ou trois ans, parfois quelques mois seulement. Ces rémissions sont assez rares, nous n'en avons rencontré que dans un quart de nos cas.

Mais il est un élément important que viennent encore enrichir les intoxications acquises, ce sont les hallucinations. On les rencontre presque toujours, souvent dès le début, et elles affectent tous les sens : ouïe, goût, odorat, toucher, la vue plus rarement et enfin la sensibilité générale. Elles sont mobiles comme les idées délirantes qu'elles accompagnent et parfois suivies de réactions de défense ou d'obéissance qui rendent les malades dangereux.

Néanmoins, quoique nous les retrouvions très fréquemment dans nos observations, nous devons faire remarquer combien la distinction est parfois subtile entre elles et les interprétations délirantes; nous pensons celles-ci plus rares dans la démence précoce, sans doute parce qu'elles exigent un état d'intégrité des facultés intellectuelles incompatibles avec l'affaiblissement précoce de celles-ci. C'est cet affaiblissement que nous devrions surtout rechercher, mais ici nous nous heurtons à des difficultés de tout genre. La catatonie, la stéréotypie, la suggestibilité et le négativisme, la dissociation affective et mimique, l'indifférence émotionnelle, etc., apparaissent plus ou moins tôt. L'affaiblissement intellectuel devrait pouvoir être décelé dès le début, mais il est souvent voilé par un tableau clinique plus ou moins complexe qui entrave l'étude de l'état mental sous-jacent et on ne constate l'affaiblissement intellectuel qu'à une période où le diagnostic n'est plus douteux. En résumé, presque tous nos malades présentent :

1° Une hérédité chargée ;

2° Des antécédents personnels venant s'ajouter à l'action héréditaire, ou isolés de celle-ci;

3° Le délire initial n'a pas de caractère net, mais il est un symptôme que l'on rencontre généralement, ce sont les hallucinations, même en dehors de toute intoxication connue; elles sont polymorphes comme les idées délirantes. Faut-il en conclure avec les Italiens qu'alors hallucination égale démence? Cette idée est combattue par des auteurs français, parmi lesquels M. Séglas ;

4° L'affaiblissement intellectuel précoce est difficilement décelable. Un certain nombre de symptômes existent bien, mais une étude sérieuse du fond mental est rendue très difficile par les circonstances dans lesquelles se présente le malade.

CHAPITRE V

ESSAI DE PRONOSTIC

Un premier résultat de notre étude est de faire
connaître le pourcentage des guérisons et des pas-
sages à la périodicité, à la chronicité, à la démence.
51 enfants et jeunes gens ont déliré entre quinze et
vingt ans, la grande majorité autour de la quin-
zième année. Que sont-ils devenus ?

Dix-neuf ont guéri de leurs troubles délirants ; ce
ne sont plus que des débiles mentaux ou moraux ;
les troubles du caractère ayant augmenté ou, au
contraire, diminué avec l'âge. Un tiers d'entre eux
se sont suffisamment améliorés pour que nous puissions les considérer comme guéris et capables d'une
vie sociale, parfois même au-dessus de la moyenne ;
nous ne reviendrons pas sur les détails de leur situation actuelle. Un autre tiers ont dû être maintenus
dans les asiles, mais n'ont plus présenté de délire.
Les troubles du sens moral, la perversité des instincts
et du caractère ne leur permettent pas de vivre en
liberté : la plupart seraient plutôt à leur place dans
des établissements de vicieux. Deux sont morts

jeunes ; un troisième qui est mort à quarante-six ans, pouvait vraiment être considéré comme guéri de son premier accès, puisqu'il n'a pas eu de rechute pendant vingt-six ans, le dernier ayant eu une cause bien définie : le saturnisme.

Cinq malades sont atteints de psychoses périodiques.

Nous avons ensuite étudié six cas de psychoses chroniques : tous sont internés. L'un d'eux est mort de méningite aiguë après plus de deux ans de rémission.

Enfin viennent dix-huit déments précoces présentant le tableau de l'hébéphréno-catatonie : quelques-uns sont morts ; pour eux comme pour les vivants nous avons un diagnostic que l'observation attentive du malade a manifestement confirmé.

Donc, *à l'heure actuelle*, 37 o/o de nos enfants ont guéri ; 10 o/o sont atteints de psychoses périodiques, 12 o/o de psychoses chroniques et 36 o/o de démence précoce. Le pronostic, en général, est donc très sévère puisque 58 o/o au moins sont incurables ou voués à des rechutes certaines ; d'autre part, un certain nombre de malades que nous considérons comme guéris pourront récidiver d'un jour à l'autre, que cette récidive soit liée ou non à des causes occasionnelles. En effet, beaucoup des « guéris » sont sortis de l'asile depuis peu de temps, deux ans, trois ans au plus et il serait téméraire d'envisager trop favorablement leur avenir. Sur les 37 o/o qui forme notre première catégorie, 14 o/o seulement remplissent un rôle vraiment actif dans la société.

Y a-t-il maintenant moyen d'orienter ce pronostic vers telle ou telle évolution, et de mesurer en quelque sorte à l'avance la gravité de l'avenir ?

Les antécédents héréditaires chargés sont constants dans les différentes psychoses du jeune âge : il est rare qu'on ne les retrouve pas, et dans ces cas, les enfants qui paraissent indemnes d'atavisme sont des débiles mentaux ou moraux ; la cause de leur état congénital n'est pas connue, mais il est clair qu'elle existe. Dans le premier et le dernier chapitres, nous avons pourtant rencontré quelques enfants chez qui ces antécédents paraissaient ne pas exister et qui avaient été jusque-là considérés comme bien portants à tous les points de vue. Nous verrons que des antécédents personnels chargés peuvent alors expliquer leur état actuel dans une certaine mesure. Parmi les tares familiales, les psychoses, les troubles nerveux variés, l'alcoolisme sont rencontrés à chaque pas. Les exemples d'hérédité similaire sont rares, toutefois un délire de couleur triste chez les parents prédispose plutôt les enfants à un état pénible de la coenesthésie, qui devient le fond de leur état mental, comme dans notre famille de suicidés par exemple.

Les collatéraux sont plus ou moins atteints, mais souvent ils sont indemnes, les parents étant sains au moment de leur conception, ou à une période des infections où celles-ci n'ont plus qu'une action atténuée comme le professeur G. Ballet l'a montré pour les paralytiques généraux, Enfin, il faut se rappeler que l'hérédité a seulement la valeur d'une cause prédisposante, elle crée une prédisposition avec tendance dans un sens, mais cette tendance n'a rien d'inévitable et sa valeur est secondaire.

Chez les déments précoces, seuls, nous avons trouvé des antécédents personnels pendant la vie fœtale, l'accouchement ou la vie de nourrisson, des faits de même ordre n'ont pas été rapportés dans les autres observations, il est vrai qu'ils ont pu être ignorés ou cachés ; mais il n'en reste pas moins que leur proportion est impressionnante chez les hébéphréno-catatoniques, près d'un quart des cas. Le professeur Pinard rappelle souvent dans ses cliniques la fragilité des enfants qui se trouvent dans ces conditions, le peu de résistance des différents appareils de leur organisme ; notre constatation étend ce fait aux fonctions psychiques, puisqu'elle semblerait établir que ces enfants sont prédisposés à la plus grave des psychoses du jeune âge. Il y a là un élément de pronostic sévère.

La plupart des malades sont des débiles, et nous avons insisté sur le sens que nous donnons à ce mot en nous plaçant surtout au point de vue pédagogique. Nous avons déjà indiqué, en commentant nos observations de démences précoces, quelle modification ce fait pouvait apporter dans les statistiques, à savoir que nous observions dans un milieu peuplé presque exclusivement de ces éléments : 3 sur 19 malades guéris étaient relativement normaux, ceux qui ont

passé à la chronicité présentaient tous des troubles
de l'intelligence et du caractère : les périodiques
étaient plus intelligents, la moitié étant presque normaux ; c'est à peu près la même proportion pour les
déments précoces. L'insuffisance cérébrale est donc
un terrain sur lequel peuvent évoluer toutes ces psychoses et il n'y a pas une sorte d'antagonisme entre
lui et la démence précoce, comme on tendrait à
l'admettre aujourd'hui.

Le rôle des infections et des intoxications acquises
est très important : 45 0/00 des malades du premier
chapitre étaient alcooliques, les autres intoxications :
tabac, plomb, etc., et les infections plus rares fai-
saient monter la proportion totale à 54 0/00 ; chez
les malades atteints de psychoses chroniques, cette
proportion tombe à 16 0/00 pour se relever à 60 0/00
chez les périodiques et retomber ensuite à 25 0/00
chez les démences précoces.

Nous pouvons rapprocher nos groupes de malades
deux à deux en n'envisageant que les antécédents
toxiques et infectieux : d'une part les malades guéris
et les périodiques ; d'autre part les psychoses chroniques et les démences précoces, ces antécédents
étant plus fréquents chez les premiers, beaucoup
plus rares chez les seconds. L'on sait que l'école
allemande rangerait sans doute les uns dans la psychose maniaque dépressive, les autres dans la
démence précoce, en isolant seulement quelques
paranoïaques. Les aliénistes français portent un pronostic beaucoup moins sombre, leurs évolutions

étant plus nombreuses et plus différentes, comme cela se rencontre dans la pratique clinique. Peut-on conclure que là où on trouve une intoxication acquise évidente, le pronostic est moins sévère que lorsqu'on perçoit mal la cause du délire ou lorsqu'on se trouve en présence d'une auto-intoxication plus ou moins nette, dans les troubles des glandes à sécrétion interne par exemple ? Dans ces cas, la cause exercerait une action continue et impossible à modifier, tant qu'elle ne serait pas mieux connue et les troubles délirants qui lui sont liés seraient par le fait même incurables. Lasègue avait trouvé une formule heureuse pour répondre à notre question et il pensait que « plus la folie est légitime, meilleur est le pronostic ».

La chorée, l'hystérie, les terreurs nocturnes ont été rencontrées assez souvent à peu près dans toutes les catégories, elles n'indiquent qu'une grande irritabilité du système nerveux et ne sont nullement un indice fâcheux pour l'avenir, puisque quelques-uns de ceux qui en étaient atteints peuvent être aujourd'hui considérés comme normaux.

La chorée serait peut-être un peu plus grave, sa coïncidence étant plus fréquente avec les affections chroniques.

L'onanisme, les excès sexuels précoces sont surtout fréquents lorsque l'affection est confirmée ; pour le plus grand nombre ce sont déjà des effets et il semble difficile d'en faire des causes. On les rencontre dans nos observations, surtout dans les groupes des psychoses chroniques et des démences précoces.

De même les émotions suivies de réactions anormales qui frappent tant les familles et qu'elles invoquent comme cause de la maladie, en sont sans doute déjà une manifestation, comme ces échecs aux examens si fréquents au cours des études chez les déments précoces. Les facultés psychiques ont baissé, un enfant subit un échec, il se surmène pour le réparer, la fatigue active l'évolution et bientôt il devra cesser définitivement tout travail.

L'âge du début varie beaucoup, mais toujours autour de quinze ans, il est indépendant de l'évolution ultérieure.

Quant au mode de début, il est impossible également de s'en servir pour porter son pronostic : il est différent suivant chaque individu ; les causes des maladies mentales sont nombreuses et complexes et les malades réagissent à des causes pareilles suivant des modalités variant avec chacun. Nous avons vu des débuts brusques dans les délires initiaux de la démence précoce, aussi bien que dans les bouffées délirantes qui ont guéri, et parfois des affections qui semblaient devoir traîner interminablement et passer à la chronicité ont disparu depuis longtemps sans aucune récidive.

Le contenu des délires est aussi très varié. Chez les malades guéris et les déments précoces, ce sont des délires polymorphes à prédominance d'idées mélancoliques, hypocondriaques, mystiques et de persécution ; les idées de grandeur sont plus rares

dans le premier cas, plus fréquentes chez les déments
précoces où elles sont absurdes, parfois dès le
début, mais le plus souvent beaucoup plus tard,
lorsque le pronostic n'est plus douteux. Toutes ces
idées sont plus ou moins cohérentes, plus ou moins
bien systématisées et leur groupement se fait suivant
les deux modes indiqués par M. Magnan : succession
et simultanéité. Dans certains cas, la dépression
atteint le degré de la stupeur mélancolique, les
facultés psychiques supérieures paraissent anéanties,
la catatonie, la stéréotypie, la suggestibilité apparaissent ainsi que la dissociation des sentiments et
des actes, l'indifférence émotionnelle, etc. On peut
même voir le malade engraisser et pourtant au bout
d'un certain temps il s'améliore et s'achemine vers
la guérison. Dans le cas auquel nous faisons allusion, le fond mental congénital est très pauvre, nous
avons affaire à un débile profond, sur lequel peut
agir une intoxication transitoire qui produira le
même effet que ces causes mal connues à action
profonde et continue sur des individus normaux ; les
symptômes seront les mêmes, mais dans un cas il y
aura amendement, dans l'autre passage à la chronicité.

Nous pouvons encore retrouver le syndrome
stupeur catatonique dans les accès dépressifs de la
psychose périodique. Un malade présente deux accès
de stupeur séparés par un intervalle, puis après un
nouvel intervalle, nous assistons chez lui à l'éclosion
d'un accès d'excitation maniaque consécutif à des

excès alcooliques. Ces faits ont été très étudiés dans ces dernières années et prouvent que l'on ne doit accorder à bien des symptômes, que l'on considère comme caractéristiques de la démence précoce, qu'une valeur pronostique toute relative.

Chez les périodiques on n'observe pas de délire à proprement parler dans les formes qui se rapprochent du vieux tableau clinique de la manie et de la mélancolie aiguës; par contre on peut rencontrer du délire dans l'excitation maniaque ou les états de dépression, mais alors l'humeur exubérante, l'activité psycho-motrice permettent de pronostiquer l'évolution qui viendra justifier au bout d'un temps généralement court les prévisions du médecin. Le malade guéri, il reste exposé aux accès. On sait les intéressants travaux maintenant classiques que l'on a faits sur les signes qui annoncent leur retour. La constatation d'un de ces « signal-symptômes » entraînera le pronostic que l'on connaît.

Dans nos cas de psychoses chroniques, on observe des délires de persécution et d'autres à base d'idées hypocondriaques. Au début, dans la période dont nous nous occupons, les premiers ont des troubles du caractère : ce sont des orgueilleux, s'entendant mal avec leurs camarades de classe, se défiant d'eux, interprétant déjà presque leur conduite et leur attitude à leur égard; la source de leur inquiétude est dans le monde extérieur; les seconds sont aussi des inquiets, mais ils prennent en eux-mêmes le sujet de leurs craintes, ce sont au contraire des

humbles et assez souvent pour trouver un appui
moral, ils font appel à des forces qu'ils considèrent
comme devant les protéger dans leur faiblesse et ils
deviennent des mystiques. Ces idées surajoutées
peuvent disparaître avec le temps et l'hypocondrie
seule persiste. Chez ces malades persécutés et hypocondriaques, le sentiment d'inquiétude, de doute
est extrêmement précoce. Il est d'abord à l'état de
tendance et forme la base d'une constitution délirante paranoïaque ; puis à l'état de syndromes isolés, épisodiques obsessions et phobies, ou bien de
délires plus ou moins systématisés. La constatation
de ce tempérament spécial dans les antécédents personnels doit faire pencher l'esprit du médecin dans
un sens peu favorable : au point de vue pronostic, le
malade calmé de la crise qui l'a fait entrer à l'asile
ne guérira pas de ses troubles délirants, les organi-
sera au contraire et ceux-ci disparaîtront avec lui.

L'étude des hallucinations fournirait un élément
de pronostic très important pour l'école de Kræpelin, puisqu'elle permettrait la distinction entre les
troubles paranoïaques et paranoïdes. Les uns évo-
lueraient très lentement et n'amènent pas d'affaiblissement appréciable de l'intelligence ; dans les autres
au contraire l'affaiblissement précoce est de règle.
Quand l'hallucination ne semble pas liée à une cause
toxique ou infectieuse, elle est peut-être un moyen
d'apprécier de bonne heure la baisse des facultés.
Chez les délirants qui ont guéri, nous avons trouvé
fréquemment des troubles pycho-sensoriels, mais

toujours coexistant avec des excès alcooliques suffi-
sants pour les expliquer ; chez les déments précoces
ces troubles furent presque aussi fréquents, mais
nous ne trouvons plus de cause : ces hallucinations dans l'un et l'autre cas sont accompagnées
d'impulsions qui rendent le malade dangereux. Dans
les psychoses chroniques, nous avons trouvé surtout des interprétations délirantes ; chez les périodiques, les hallucinations participaient au tableau
des états maniaques et mélancoliques. Pour les auteurs français et pour un certain nombre d'élèves de
Kræpelin qui décrivent des délires hallucinatoires
en dehors de la démence précoce, les hallucinations
sont encore d'un pronostic grave, puisque ces affections tendent aussi à la démence, mais celle-ci est
plus lointaine et non plus aussi certainement fatale.

Les signes d'un affaiblissement intellectuel précoce
et définitif permettraient un pronostic certain, mais
nous savons qu'ils sont souvent bien vagues puisque
l'état des facultés est masqué par le délire et qu'il
faut attendre la terminaison de l'accès pour les constater. Des examens méthodiques en série avec des
tests permettraient de tracer en quelque sorte une
courbe de déchéance, mais les difficultés sont nombreuses dans la pratique : il faudrait établir des tests
appropriées presque à chaque malade, tenir compte
son degré plus ou moins grand de débilité, de ses de
connaissances acquises, etc.

Toutes ces considérations nous amènent à conclure
avec beaucoup d'hésitation sur l'établissement du

pronostic des délires des jeunes gens. Nos classifications sont sans cesse remaniées, ce qui montre leur imperfection ; avec elles nous voyons varier le pronostic des psychoses au fur et à mesure qu'elles sont mieux connues : lorsque l'on saura d'une façon certaine quelles sont leurs causes déterminantes et les lésions qu'elles produisent, on pourra seulement alors porter un pronostic précis.

CONCLUSIONS

1° Le pronostic des délires des enfants et des
jeunes gens est très grave puisque si 37 o/oo guérissent, 14 o/oo seulement peuvent être rendus définitivement à la vie sociale, des troubles variés maintenant les autres à l'asile. Ceux qui ne guérissent
pas sont atteints de psychoses périodiques (10 o/oo),
de psychoses chroniques (12 o/oo) et de démences
précoces (37 o/oo) ;

2° Presque tous sont des héréditaires. L'hérédité
similaire assez rare peut être rencontrée. L'hérédité
n'est qu'une cause prédisposante, ayant une valeur
pronostique complémentaire ;

3° Les antécédents personnels au moment de la
vie fœtale, de l'accouchement, de la première enfance
sont des éléments de pronostic importants puisqu'ils
se rencontrent surtout chez les déments précoces ;

4° La débilité mentale est un terrain sur lequel
toutes les affections que nous étudions peuvent évoluer ;

5° Les émotions et surtout les intoxications et les
infections jouent un rôle étiologique important. On
rencontre ces causes surtout chez les malades guéris

ou atteints de psychoses périodiques. Leur constatation est moins grave, en quelque sorte que leur absence, cette absence étant plus fréquente dans les psychoses chroniques et la démence précoce ;

6° Les troubles nerveux : chorée, hystérie, n'influent pas sur le pronostic ;

7° Le mode de début paraît indifférent ; de même le contenu du délire sauf peut-être pour les idées de grandeur ;

8° Dans certaines psychoses chroniques la constatation d'une constitution délirante dans les antécédents personnels est d'un fâcheux pronostic ;

9° Les hallucinations, sauf quand elles ont une cause toxique évidente, sont un symptôme très grave.

Vu : le Président de la thèse,
GILBERT-BALLET

Vu : le Doyen,
LANDOUZY

Vu et permis d'imprimer :
Le Vice-Recteur de l'Académie de Paris :
L. LIARD

BIBLIOGRAPHIE

Aubry. — Psychoses de l'enfant à forme de démence précoce
(Encéphale, oct. 1910).

Baillarger. — Recherches statistiques sur l'hérédité de la
folie. Paris, 1844. Notes sur un genre de folie dont
les accès sont caractérisés par deux périodes régulières, l'une de dépression, l'autre d'excitation (Gaz.
hebdomadaire, 3 fév. 1854. Bulletins de l'Académie
de Médecine, 14 février 1854. Leçons à la Salpêtrière, in Annales médico-psychologiques, 1854).

Ball. — Leçons sur la folie circulaire (France médicale,
21 avril 1880).

— Folie de la puberté (Encéphale, 1884).

— Leçons sur les maladies mentales. Paris, 1890.

Ball et Ritti. — Art. Délire (in Dictionnaire Dechambre.)

Ballet (Gilb.). — Les Psychoses (in Manuel de médecine Char-
cot Bouchard. Paris, 1905)

— La Psychose périodique. Considérations nosologiques sur la manie (in Encéphale, déc. 1909).

— La Mélancolie (in Bulletin médical, janv. 1911).

Bouchot. — Hallucinations chez les enfants. Thèse de Paris,
1886.

Calmeil. — Art. Lypémanie (in Dictionnaire Dechambre).

Comby. — Les Psychoses de l'enfance (in Traité des maladies de
l'enfance. Paris, 1905).

Dagonet. — Traité des maladies mentales. Paris, 1894.

DAICHE. — Psychoses post-infectieuses avec troubles du langage chez l'enfant. Thèse de Nancy, 1905.

DENY et ROY. — La Démence précoce. Paris, 1903.

DENY et CAMUS. — La Psychose maniaque-dépressive. Paris, 1907.

ESQUIROL. — Des Maladies mentales. Paris, 1838.

FALRET (J.-B.). — Pathologie générale des maladies mentales (in Leçons de la Salpêtrière. Paris, 1854).

— Marche de la folie (in Gazette des Hôpitaux, 1851 et Bulletin acad. de Médecine, 1854).

— Des Maladies mentales. Paris, 1864.

FOVILLE. — Art. Folie à double forme (in Dictionnaire de médecine et de Chirurgie pratique).

GREENHILL. — Art. Arétée (in Dictionnaire Dechambre).

GRIESINGER. — Traité des maladies mentales, traduit par le Dr Doumic. Paris, 1865.

GUISLAIN. — Traité de l'Aliénation mentale et des asiles d'aliénés. Amsterdam, 1826.

— Leçons orales sur les phrénopathies. Gand, 1852.

HAHN. — Art. Soranus (in Dictionnaire Dechambre).

HUTINEL et BABONNEIX. — Psychoses (in Maladies des enfants. Paris, 1909).

JUQUELIER. — Histoire critique de la démence précoce (Rev. de Psychiâtrie, 1906).

KAHN (Pierre). — La Cyclothymie. Thèse de Paris, 1909.

LONG. — Congrès de médecins aliénistes et neurologistes de France et des pays de langue française. Paris, 1907.

LUDWIGKIRN. — Les Psychoses périodiques. Stuttgart, 1878.

KRÆPELIN. — Psychiâtrie, 8e édition, 1909.

KRAFT-EBING. — Traité clinique de Psychiâtrie, traduction Laurent. Paris, 1897.

LAIGNEL-LAVASTINE. — Troubles psychiques par perturbation des glandes à sécrétion interne. Paris, 1908.

LAGARDELLE. — Pronostic de l'aliénation mentale. Paris, 1879.

LE CLERC (Daniel). — Histoire de la médecine. Paris, 1702.

Le Paulmier. — Affections mentales des enfants et en particulier de la manie. Thèse de Paris, 1856.

Lépine (de Lyon). — Folie périodique et anaphylaxie cérébrale (in Revue neurologique, septembre 1910).

Lerat. — Contribution à l'étude statistique de la psychose périodique Thèse de Paris, 1909.

Luys (J.). — Traité pratique et clinique des maladies mentales. Paris, 1881.

Magnan. — Recherches sur les centres nerveux. Paris, 1893.

— Leçons cliniques sur les maladies mentales. Paris, 1897.

Magnan et Legrain. — Les Dégénérés. Paris, 1895.

Mairet. — Folie de la puberté (in Annales médico-psychologiques. 1888-1889).

Manheimer. — Troubles mentaux chez les enfants. Paris, 1899.

Marcé. — Traité pratique des maladies mentales. Paris, 1862.

Marchand (L.). — Manuel de médecine mentale. Paris, 1908.

Marro. — Troubles nerveux et mentaux provoqués par la puberté, in Congrès international de Psychiâtrie. Paris, 1900.

— Évolution psychologique humaine à l'époque pubère. Paris, 1910.

Maudsley. — Pathologie de l'esprit. Traduct. franç. Paris, 1874.

Meyer (Ludwig). — Art. sur Fol. intermittente (in Arch. de Psychiâtrie, 1874).

Mickle (Julius). — Catatonie (Journal of mental science, janvier 1909)

Moreau (de Tours). — La Folie chez les enfants. Paris, 1888.

Morel. — Étude sur les maladies mentales. Nancy, 1852.

— Traité des dégénérescences physiques intellectuelles et morales de l'espèce humaine. Paris, 1859.

Morel. — Traité des maladies mentales. Paris, 1860.

Orméa (D') et Alberti. — Affinités cliniques entre la démence précoce, l'épilepsie et la folie maniaque dépressive (in Notes et Revue de Psychiâtrie, avril-juin 1909).

PASCAL (Mlle). — Formes mélancoliques de la démence précoce. Période initiale (in Archives de Neurologie, avril 1907).

— Pseudo-neurasthénie prodromique de la démence précoce (in Presse médicale, janvier 1907).

PARANT. — D'une prétendue entité morbide dite démence précoce (in Ann. médico-psychol., mars-avril 1905).

PFERSDORFF. — La Stéréotypie dans la psychose maniaque dépressive (Centralblatt für nerv. und Psych., 1903).

PILCZ (Alex.) (de Vienne). — Les Folies maniaques-dépressives et périodiques (in Arch. de Neurol., juin, juillet 1910).

PINEL. — Traité médico-philosophique sur l'aliénation mentale. Paris, 1908.

RÉGIS. — Précis de Psychiâtrie. Paris, 1909.

RÉMOND et VOIVENEL. — Essai sur la valeur de la conception kræpelinienne de la manie et de la mélancolie (in Annales médico-psychologiques, nov.-déc. 1910. Janv., fév. 1911).

RITTI. — Traité clinique de la folie à double forme. Paris, 1883.

— Article Folie à double forme (in dictionnaire Dechambre).

ROECKE. — Sur le Pronostic de la catatonie (Arch. für Psychiâtrie. Kiel, 1910).

ROGUES DE FURSAC. — Manuel de Psychiâtre. Paris, 1905.

— Les écrits et les dessins dans les maladies nerveuses et mentales. Paris, 1905.

SAVAIGE. — Considérations sur la guérison de l'aliénation mentale (signes pronostiques) (Revue des sciences médicales, t. IX, 1877).

SCHULE. — Traité clinique des maladies mentales. Paris, 1888.

TAMBURINI. — Progrès de la Psychiâtrie moderne (in Revista sperimentale di Frenatria, juin 1910).

Trélat (Ulysse). — Recherches historiques sur la folie. Paris, 1839.

Vigouroux et Naudascher. — Les Infections et les intoxications dans l'étiologie de la démence précoce (in Annales médico-psychologiques, janvier-février, 1909).

Vigouroux. — Folie maniaque-dépressive et cyclothymie (in La Clinique, février 1910).

Voisin (J.). — Les Psychoses de la puberté, in Congrès international de Psychiâtrie. Paris, 1900.

Wagner. — Psychose maniaque dépressive et démence précoce (in Medical Record, oct. 1910).

Zablocka (Marie). — A propos du pronostic de démence précoce (in Allgem. z. f. Psych. und neurol., 1908).

Zieben. — Psychoses de la puberté, in Congrès international de Psychiâtrie. Paris, 1900.

Wilmans. — Die leichten Fælle des manisch-depressiven Irreseins (Zyklothymu) und ihre Beziehungen zu Störungen der Verdauungsorgane (Samml. Klin. Votârge von Volkmann, 1906).

www.ingramcontent.com/pod-product-compliance
Ingram Content Group UK Ltd.
Pitfield, Milton Keynes, MK11 3LW, UK
UKHW021912070726
13613UKWH00001B/492